Schwangerschaft - Biologie des werdenden Lebens

Ein Abenteuer erzählt für Kinder und Eltern

von Werner A. Müller

Ideenbrücke und Braunschweig Verlag

Müller, Werner: Schwangerschaft – Biologie des werdenden Lebens

Ein Abenteuer erzählt für Kinder und Eltern

Braunschweig Verlag, 2008

ISBN: 978-3-9811665-3-8

Texte und Illustrationen: Prof. Dr. Werner Müller, Heidelberg

E-Mail: muellerwm@t-online.de

Vorwort

Dieses Buch hat nicht das Ziel, Kinder "aufzuklären". Zum Thema "Aufklärung" gibt es bereits manche sehr einfühlsam und verständlich geschriebene Bücher. Auch werdende Eltern finden ausgezeichnete Bildbände über die Vorgänge in der Schwangerschaft, dargestellt und erläutert für Erwachsene. Auf der letzten Seite dieses Büchleins sind einige Bücher dieser Art aufgelistet.

Dies Buch hier erläutert wie ein Mensch sich entwickelt. Dies wird selten klar und verständlich dargestellt. Dass unsere eigene Entwicklung im Mutterleib auf uralter, über Jahrmillionen angesammelter Erbinformation beruht und seltsame Umwege geht, wird nach meinen Erkundigungen in bisherigen Büchern zu Schwangerschaft, ja selbst in den eingeführten Büchern zum Biologieunterricht kaum beachtet und erläutert.
Nicht nur Kinder im Lesealter können hier erfahren, wie spannend und erstaunlich die Entwicklung eines Kindes im Mutterleib vonstatten geht. Ganz gewiss werden auch viele Erwachsene, sogar Biologielehrer, das Buch mit Gewinn lesen, und vielleicht wird auch mancher Leser über meine Nichtprofi-Illustrationen schmunzeln.

Im Frühjahr 2008, Prof. Dr. Werner Müller

"Guck mal, das Kleine kann aus dem Bauch seiner Mutter herausschauen. Schade, das können Menschenbabys nicht. Aber heute können wir auch etwas ganz Besonderes: Wir können in den Bauch unserer Mami hineinschauen, dank dem magischen Auge, das uns Infolino leiht."

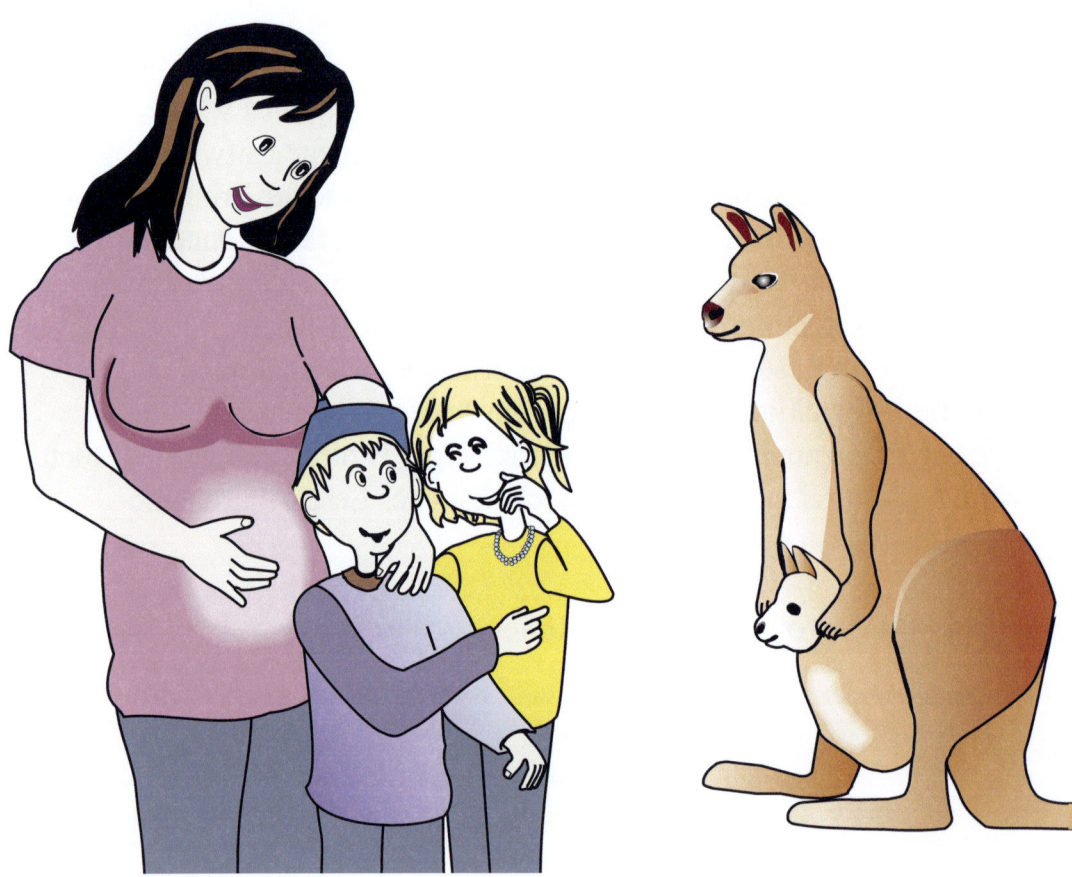

"Na, beim Känguru ist es ja ein Beutel, eine Hautfalte, und nicht das Innere des Bauchs, aus dem jetzt das Kleine herausschaut. Aber Infolinos magisches Auge, das wird bestimmt was Tolles!"

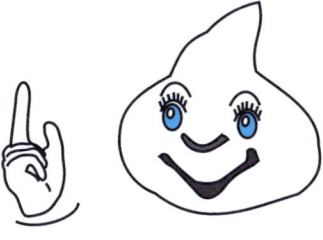

Hallo, ich bin Infolino, der gute Naturgeist.

Ich erkläre euch mal dies, mal das.

Ich passe aber auch auf, dass das winzige Wesen, das
im Leib der Mutter ein Menschen-Baby werden soll,
keinen Unfug macht und nichts schiefläuft.

Es ist schon abenteuerlich und fast unglaublich, wie sich so
ein Menschen-Baby aus einer klitze-kleinen Eizelle und einer
noch winzigeren Samenzelle entwickelt. Ihr werdet es sehen.

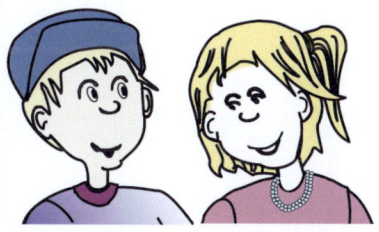

"Eizelle? Samenzelle?"
Die Ärztin, der Doktor und Leute, die sich
Laboranten oder Assistentinnen oder
Biologen nennen, quatschen immer von
"Zellen".
Was sind Zellen bloß?

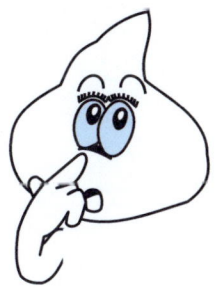

Hm, wie erkläre ich das den Kindern?

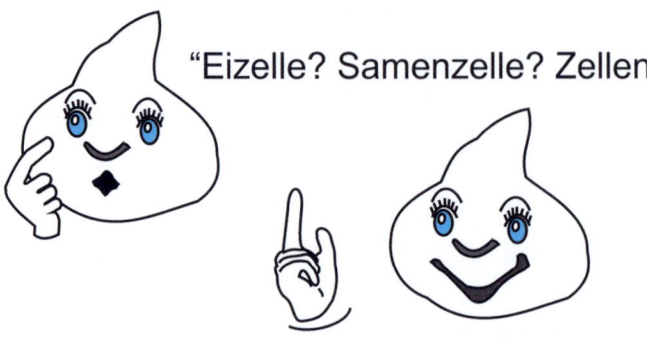

"Eizelle? Samenzelle? Zellen?"

Zellen sind Lebewesen, wie Amöben und andere winzige Wassertierchen, oder doch fast wie richtige, selbstständige Lebewesen.

Zellen, auch die Zellen des Menschen, sind zwar größer als Bakterien, doch so klein, dass man ein Mikroskop braucht, um sie zu sehen.

Viele Zellen, besonders Zellen im Embryo, können im Wasser herumkriechen und schwimmen. Sie können auch Duftstoffe aussenden und damit anderen sagen, sie sollen zu ihnen kommen.

Hier senden drei rote Zellen Duftstoffe aus, die sich wie eine Parfumwolke ausbreiten.

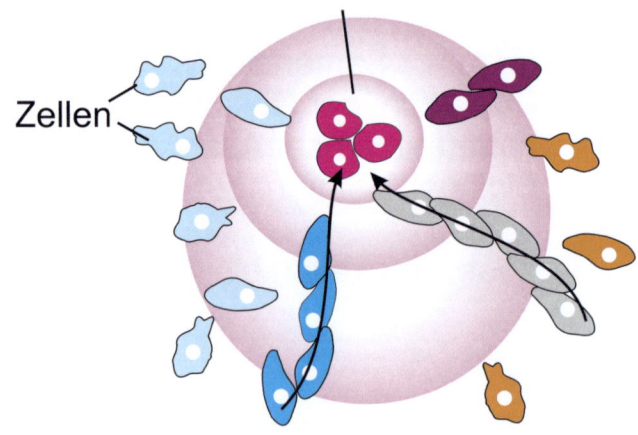

Zellen

Die anderen Zellen riechen den Duftstoff und kriechen auf die roten Zellen zu. Gemeinsam stellen sie dann ein Organ her, zum Beispiel das Herz.

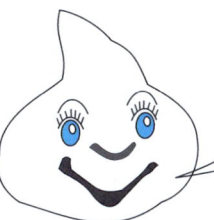

Dein Gehirn und Herz und alle anderen Organe bestehen aus Millionen und Milliarden Zellen, die zusammenarbeiten und sich absprechen.

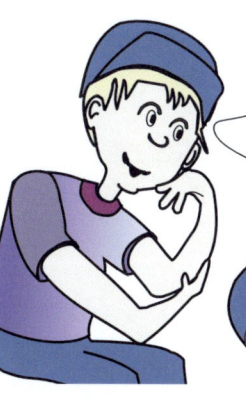

Zellen, Lebewesen?

Dann bestünden ja mein Gehirn und mein Herz aus lauter Lebewesen. So ein Blödsinn!

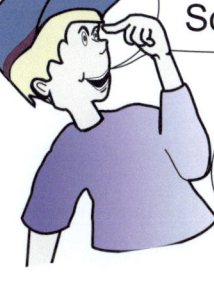

Ich werd verrückt! Mein Herz: 100 Millionen Lebewesen!

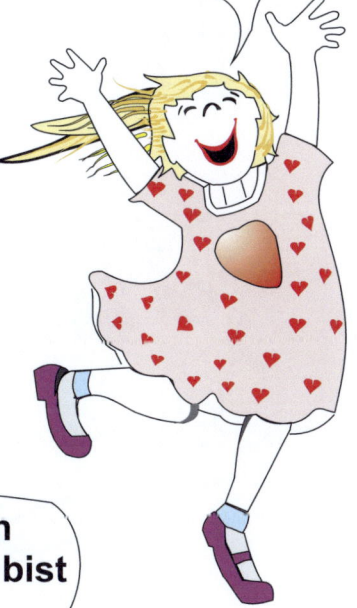

Klingt wirklich komisch und echt geisterhaft, aber es stimmt. Doch alle deine Zellen können nur gemeinsam leben.

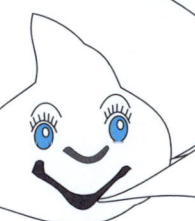

Alle Deine Zellen zusammen, das bist Du!

Eine Zelle ist auch eine Fabrik, in der zahlreiche Maschinen Tausende verschiedener Produkte herstellen. Die Kommando- und Informationszentrale ist ein Raum, den man **Kern** nennt.

Darin befinden sich in 46 Büchern die Pläne und Anweisungen, wie man alle diese Dinge herstellen kann.

23 dieser Bücher sind von der Mutter geerbt,

23 vom Vater.

Die Wörter der Anweisungen heißen **Gene**.

Verschiedene Zellen, wie Nervenzellen oder Muskelzellen, lesen verschiedene dieser Anweisungen und führen sie aus.

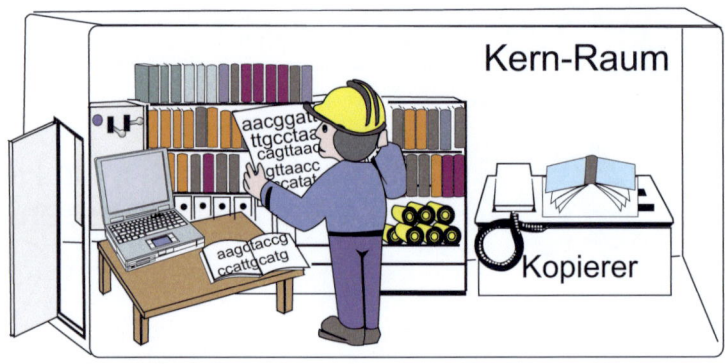

Kern-Raum

Kopierer

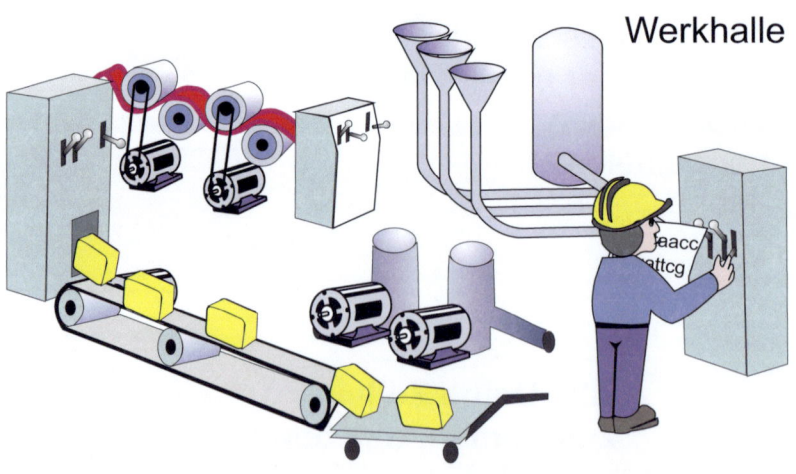

Werkhalle

寶馬

Chinesische Schriftzeichen

Αβχδεφγηικλμνοπθρστυϖωξψζ

Griechische Buchstaben

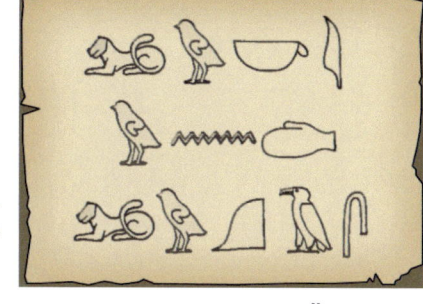

Schriftzeichen der alten Ägypter

Kern? Gene? Jetzt kommt bestimmt auch noch die DNA dran. Kommt schon in Fernsehsendungen für Kinder und im Kinderlexikon vor.

Bloß nicht, bloß nicht!! Mir langt's, wenn ich das in der Schule lernen muss.

Ist gar nicht nötig. DNA ist ja bloß eine Schrift, eine Bio-Schrift. Es gibt viele verschiedene Schriften und Lebewesen haben ihre eigene Geheimschrift, in der alle wichtigen Anweisungen für ihre Entwicklung aufgeschrieben sind. Und diese Schrift können die Eizelle und die Zellen im werdenden Baby besser lesen und verstehen als alle Wissenschaftler mitsamt ihren Computern.

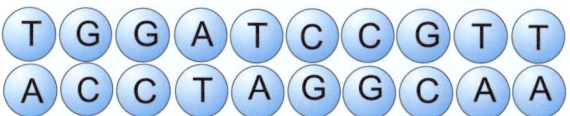

Guck mal, deine Perlenkette. Mal mit den Buchstaben A, T, G oder C eine Geheimbotschaft auf die Perlen, dann hast du was Ähnliches wie eine DNA.

Erstaunlich
wie lang die
Texte sind!

Zelle

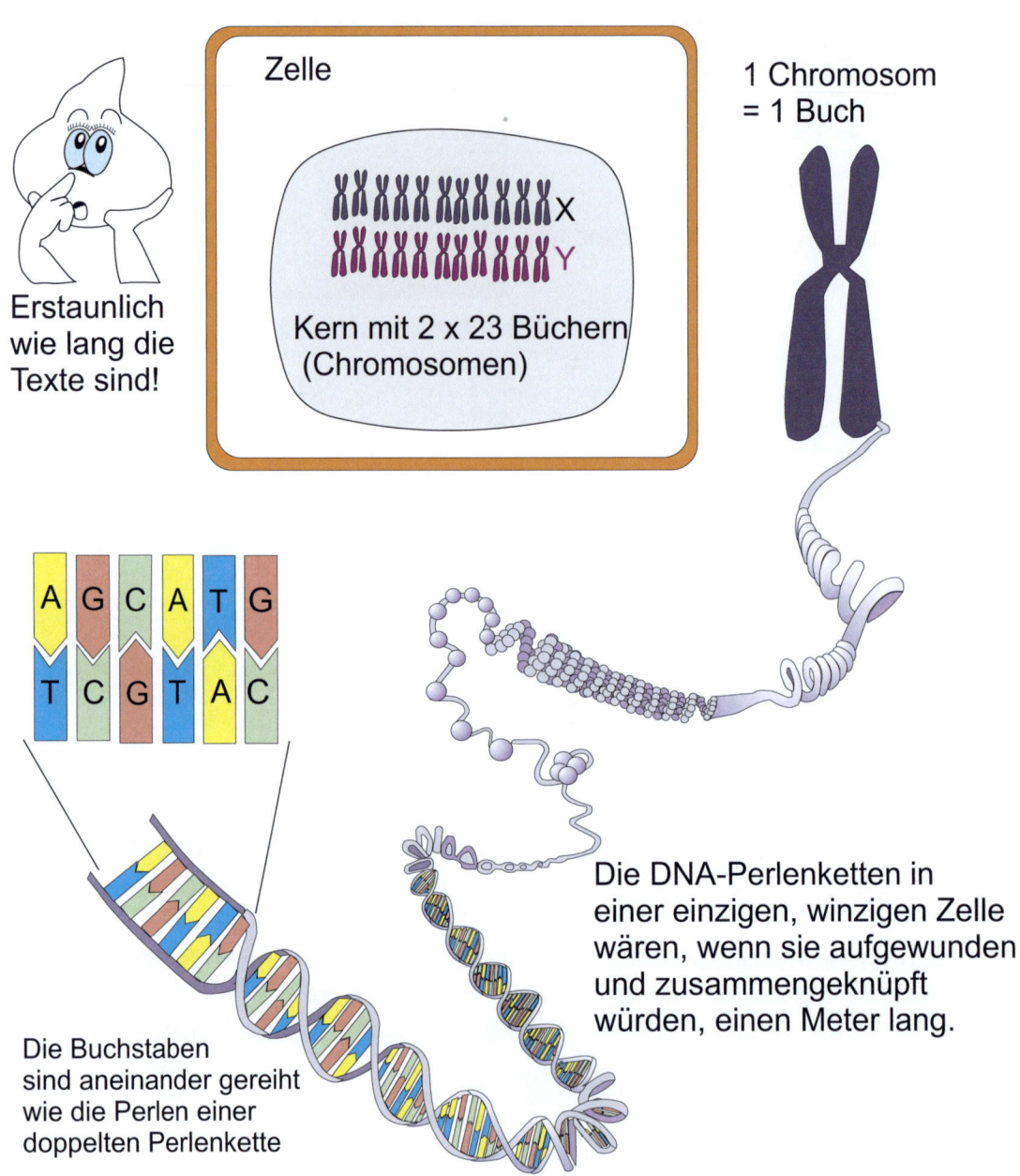

X

Y

Kern mit 2 x 23 Büchern
(Chromosomen)

1 Chromosom
= 1 Buch

A	G	C	A	T	G
T	C	G	T	A	C

Die DNA-Perlenketten in
einer einzigen, winzigen Zelle
wären, wenn sie aufgewunden
und zusammengeknüpft
würden, einen Meter lang.

Die Buchstaben
sind aneinander gereiht
wie die Perlen einer
doppelten Perlenkette

Wenn man die DNA-Fäden aller unserer Zellen zusammenknüpfen
würde, würde ein Faden entstehen, der von der Erde bis zur
Sonne reicht und auch wieder zurück.

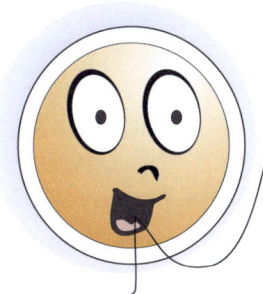

Jetzt stelle ich mich vor:
Ich bin eine Eizelle, auch einfach **Ei** genannt.
Ich bin ein Menschen-Ei.
Aber ich bin viel kleiner als das Ei eines Kolibris
oder Frosches, sogar kleiner als das Ei eines
Schmetterlings.

Ich bin von einer durchsichtigen Hülle umgeben, aber nicht von einer
harten Eischale. Eine harte Schale habe ich gar nicht nötig, weil ich ja
im Mutterleib zu Hause bin. Und um mich herum ist immer etwas Wasser.

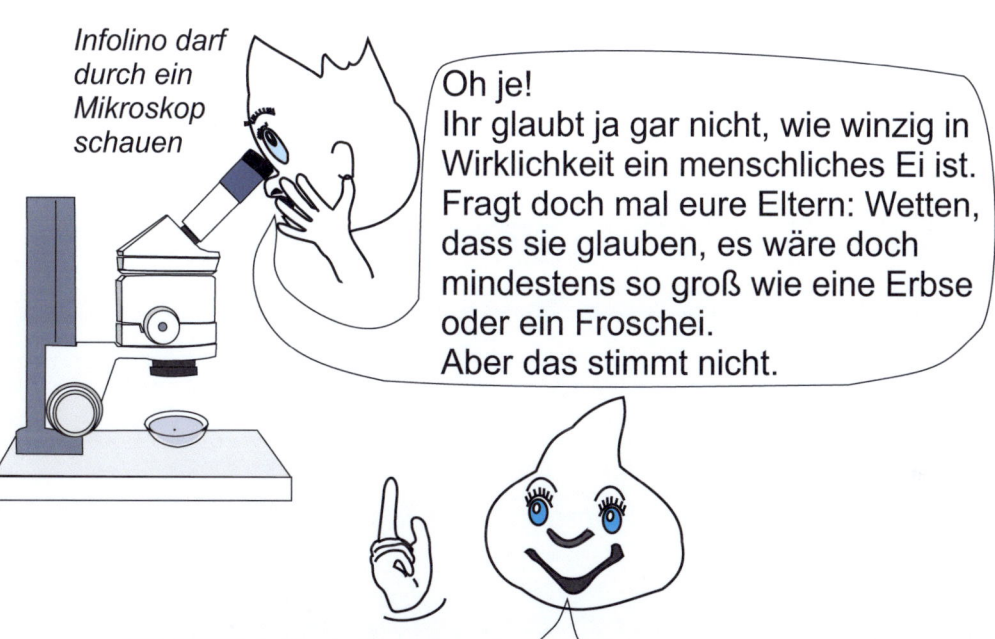

Infolino darf durch ein Mikroskop schauen

Oh je!
Ihr glaubt ja gar nicht, wie winzig in
Wirklichkeit ein menschliches Ei ist.
Fragt doch mal eure Eltern: Wetten,
dass sie glauben, es wäre doch
mindestens so groß wie eine Erbse
oder ein Froschei.
Aber das stimmt nicht.

Jetzt habe ich es selbst gesehen. Ein Menschen-Ei ist im Durchmesser
gerade mal ein Zehntel eines Millimeters groß. Wie der Punkt am Ende
eines Satzes. Wer gute Augen hat, könnte es ohne Mikroskop gerade
noch als ein helles Pünktchen erkennen.

Wie soll aus einem solchen Winzling ein Baby werden?

Tja, wie soll aus einem solchen Winzling ein Baby werden?

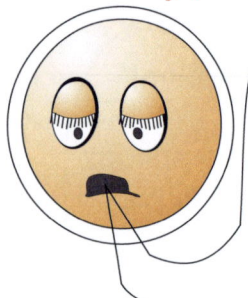

Alleine schaffe ich das auch gar nicht, aber nicht bloß, weil ich so winzig bin. Ich weiß auch gar nicht ganz allein, wie man ein richtiger Mensch werden kann. Ich brauche einen Partner, der mir mit seiner Informationszentrale zu Hilfe kommt.
Ich brauche als Partner eine Samenzelle!

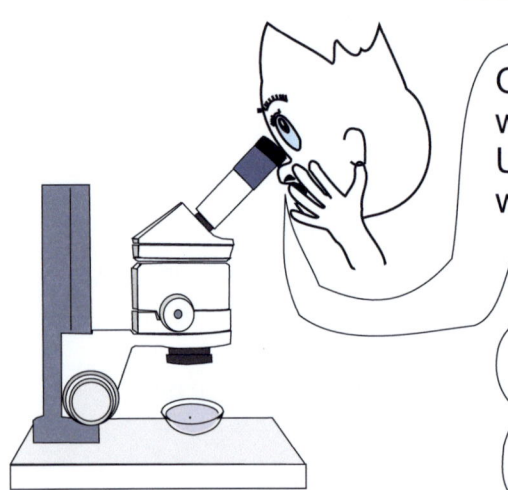

Oh Gott, oh Gott, die ist ja noch viel winziger als die Eizelle.
Und schwimmt dauernd herum wie eine winzige Kaulquappe.

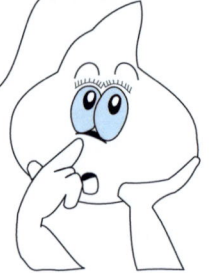

Samenzelle mit Ruderschwanz

Hier sind eine Eizelle und eine Samenzelle gleich stark vergrößert.

Eine Eizelle ist am Anfang winzig, auch wenn ihr eine Samenzelle zu Hilfe kommt. Darum lassen wir in den kommenden Bildern das Ei, und was daraus wird, immer wieder zweifeln, ob es das wohl schafft, ein großes Baby zu werden. Es wird ein großes Abenteuer werden!

O.k. Jetzt geht's los.

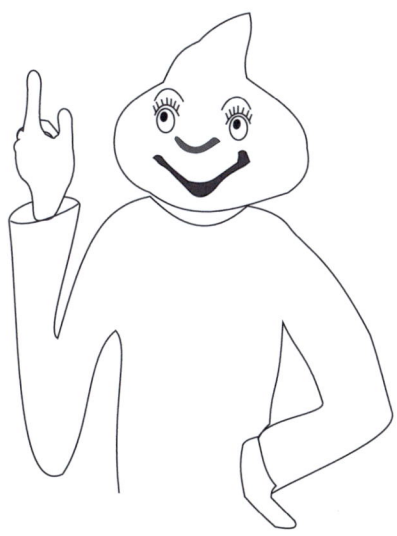

Erst gucken wir mit unserem
magischen Auge in eure Mutter
und in euren Vater hinein.

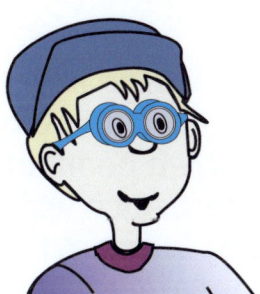 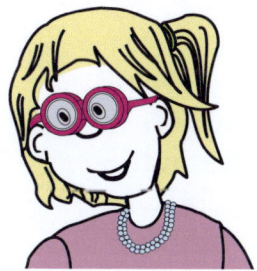

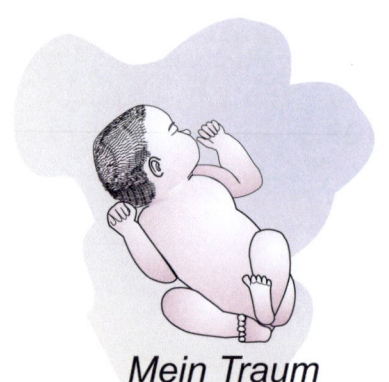

Mein Traum

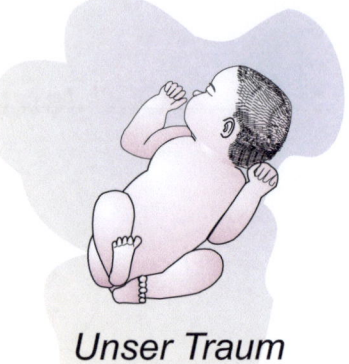

Unser Traum

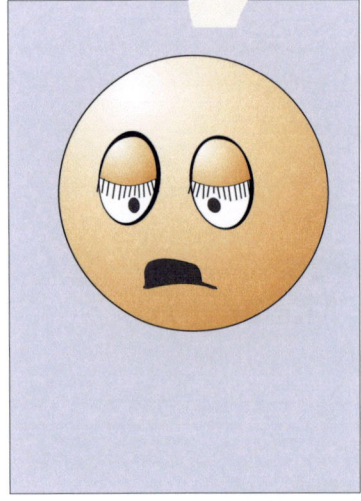

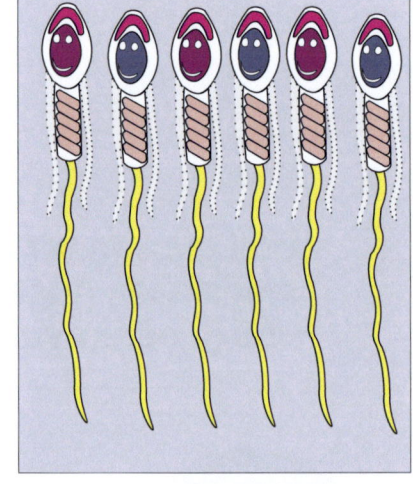

Ich bin eine winzige Eizelle im Bauch deiner Mutter. Ich bin einsam und traurig. Ich möchte doch ein Baby werden, aber ich kann das nicht allein.

Wir sind winzig kleine Samenzellen im Leib des Vaters. Man nennt uns auch Spermien. Auch wir wollen ein Baby werden, können das aber erst recht nicht allein. Wir müssen zu der Eizelle kommen; denn nur gemeinsam können wir unseren Traum verwirklichen.

Tja, wie kommen die Samenzellen
zur Eizelle? Sie können doch nur
im Wasser leben und schwimmen,
aber nicht fliegen.

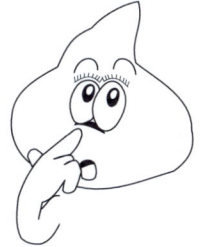

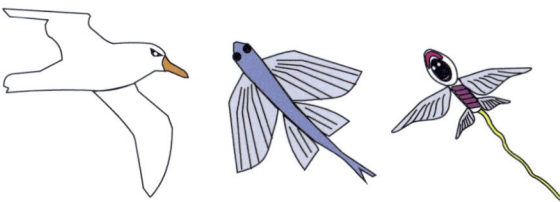

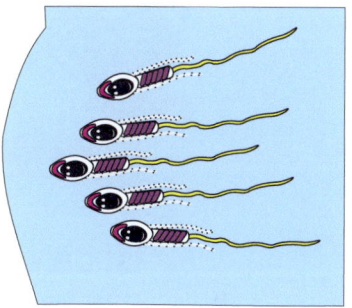

Ein Spermi träumt, er könne
fliegen wie eine Möve oder ein
fliegender Fisch. Aber es bleibt ein
Traum. Er kann das Wasser nicht verlassen.

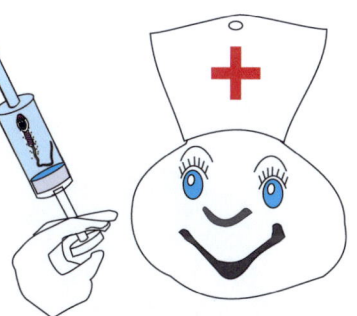

Na, ich könnte das als Arzt oder Ärztin
mit einer Spritze erledigen.
(Kommt vor, aber selten.)

Unser Infolino
redet sich heraus

Na, ich bin halt ein Geist und kein richtiger Mensch.
Und einen ganzen Leib mit allem Drum und Dran
habe ich schon gar nicht.
In solchen Sachen bin ich eben ein bisschen dumm.

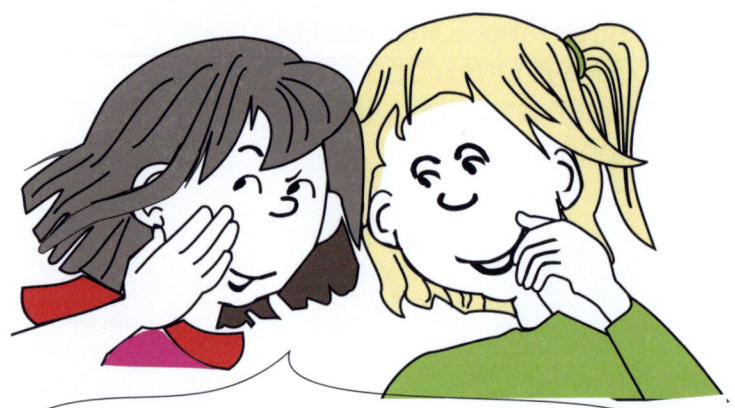

Ist dieser Infolino aber doof,
das weiß doch heute jedes Schulkind.

Aber das ist doch noch nichts für uns.
Das ist eine Sache bloß für Erwachsene.

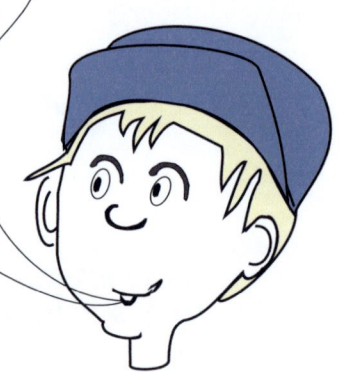

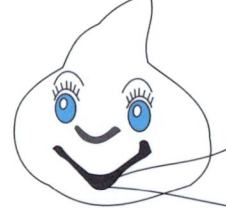

Na ja, wenn ihr das schon wisst!

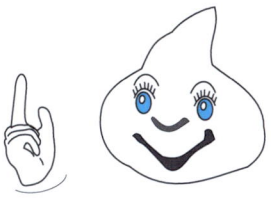

O.K. Dann wisst ihr auch, dass Eizellen und Samenzellen erst heranreifen, wenn man erwachsen wird.

Bei Jungen reifen erstmals Samenzellen heran, wenn der Stimmbruch einsetzt.

Bei einem Mädchen reift die erste Eizelle heran, wenn es zum ersten Mal "seine Tage" bekommt. Man sagt zu diesem Ereignis auch *Regel* oder Periode oder *Monatsblutung*, weil das bei Frauen *regel*mäßig einmal im *Monat* vorkommt und dabei *Blut* verlorengeht.

An diesen Tagen wird die Kammer gereinigt, die "Gebärmutter" heißt und in der das Baby heranwachsen soll.

Bei dieser Reinigung werden auch die alten Tapeten der Kammer abgewaschen; dabei geht immer auch etwas Reinigungsblut verloren.

Erst zwei Wochen nach der letzten Reinigung der Kammer ist alles so weit renoviert, dass eine Frau ein Kind empfangen kann.

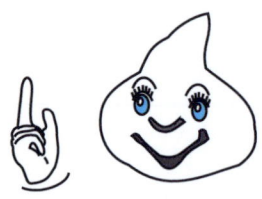

Wisst ihr auch, dass nur dann ein Kind entstehen kann, wenn
Samenzellen ganz weit in eine Röhre hineinschwimmen,
die Eileiter heißt, und wenn darin gerade ein ganz frisch
herangereiftes Ei auf sie wartet?

   Und wisst ihr auch, dass in einer Frau nur einmal alle vier
 Wochen ein Ei reif wird, und zwar - wie eben schon gesagt -
zwei Wochen nach den Tagen, an denen die Gebärmutter-Kammer
gereinigt und neu tapeziert worden ist? Nur, solange ein frisch
herangereiftes Ei im Eileiter ist, kann eine Samenzelle ihr Werk
vollbringen und das Ei befruchten (was das heißt, wird bald erklärt).
Man spricht von den **fruchtbaren Tagen** einer Frau.

   Und wisst ihr, dass das reife Ei nur höchstens 24 Stunden
warten kann, bis ein Spermium den Weg zu ihm gefunden hat?
Und ein Spermium allerhöchsten drei Tage lebt? Deswegen gibt es
nur zwei bis höchstens sechs fruchtbare Tage in vier Wochen.

Regel	Fruchtbare Tage			Regel

1	2	3	4	5	6	7	8	9	10	11	12	13	14	15	16	17	18	19	20	21	22	23	24	25	26	27	28	Tage
1. Woche							2. Woche							3. Woche							4. Woche							

Wenn keine Samenzelle rechtzeitig ein reifes Ei erreicht, gehen beide,
die Samenzelle und die Eizelle, zugrunde. Dann wird die Kammer
wieder gesäubert.

Wenn jedoch ein Kind entsteht, wird die Kammer weiter ausgebaut und
ausstaffiert und es findet keine Regelblutung mehr statt.

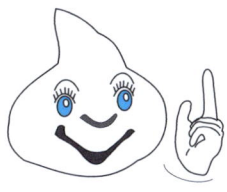 Na ihr Spermien, irgendwie seid ihr doch in den Mutterleib gekommen. Jetzt heißt es schwimmen, schwimmen, schwimmen!! Nur der Sieger im Wettkampf darf zur Eizelle.

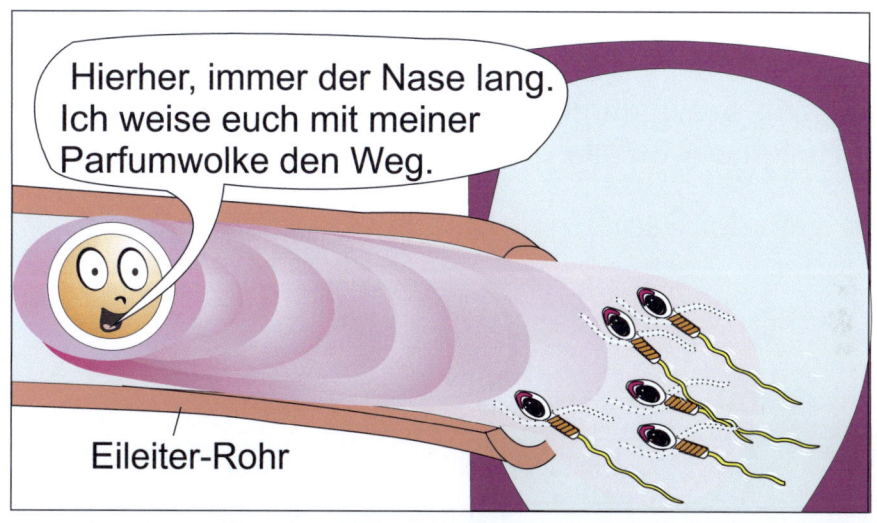

Hierher, immer der Nase lang. Ich weise euch mit meiner Parfumwolke den Weg.

Eileiter-Rohr

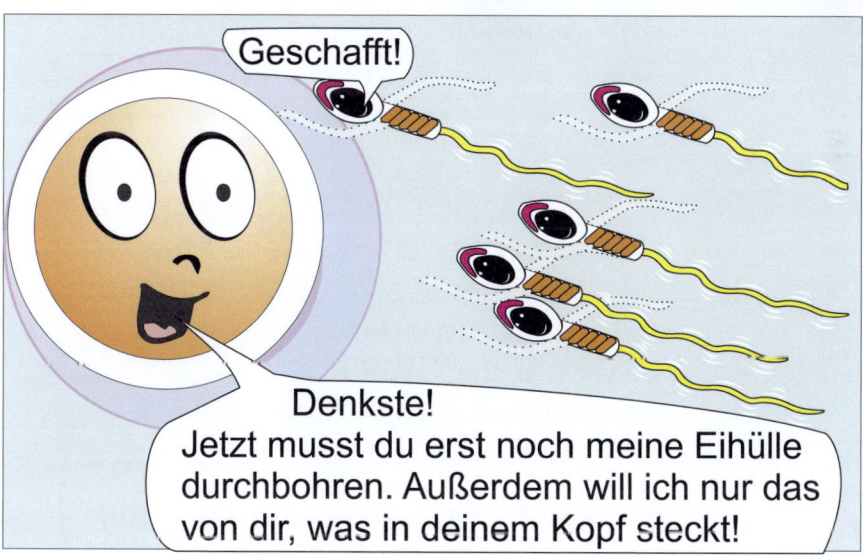

Geschafft!

Denkste! Jetzt musst du erst noch meine Eihülle durchbohren. Außerdem will ich nur das von dir, was in deinem Kopf steckt!

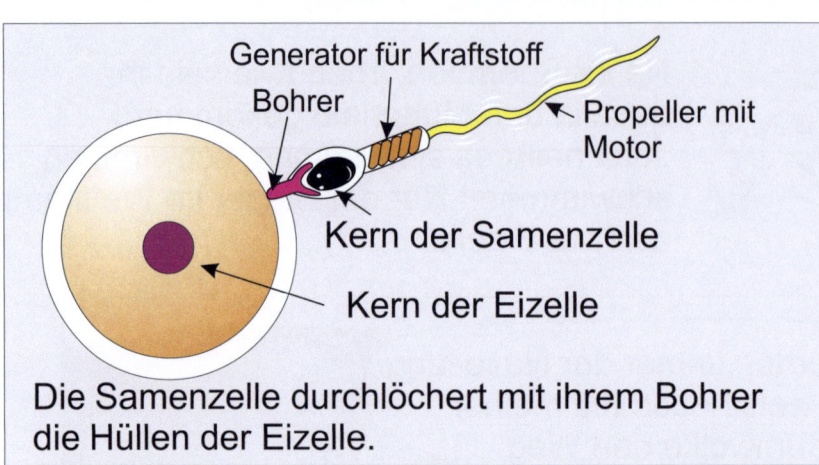

Generator für Kraftstoff

Bohrer

Propeller mit Motor

Kern der Samenzelle

Kern der Eizelle

Die Samenzelle durchlöchert mit ihrem Bohrer die Hüllen der Eizelle.

Der Kern der Samenzelle wird in die Eizelle hinein-gezogen.

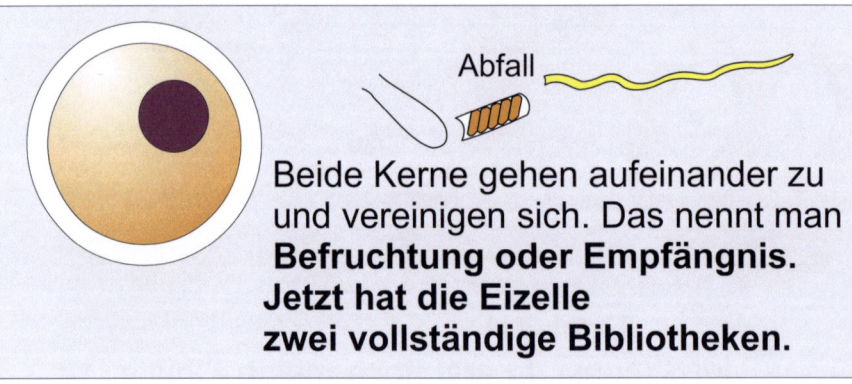

Kern der Samenzelle mit der Bibliothek, dem Erbgut, des Vaters

Kern der Eizelle mit der Bibliothek, dem Erbgut, der Mutter

Abfall

Beide Kerne gehen aufeinander zu und vereinigen sich. Das nennt man **Befruchtung oder Empfängnis. Jetzt hat die Eizelle zwei vollständige Bibliotheken.**

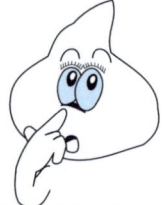

Warum will die Eizelle nur den Kern der Samenzelle, und warum will sie zwei Bibliotheken haben?

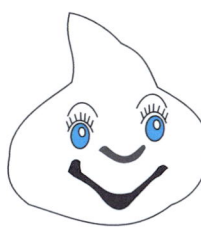

Passt auf, jetzt muss ich euch etwas ganz Wichtiges sagen!

Früher glaubte man, im Kopf der Samenzelle stecke ein winzig-kleiner Mensch - ein "Homunculus".
Und man glaubte, dieser würde dann im Mutterleib zu einem Baby heranwachsen. Aber das stimmt nicht.

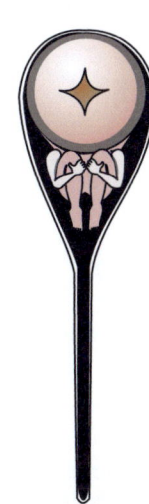

Spermi, dargestellt mit einem Homunculus im Inneren

Wie ihr schon wisst, ist auch Spermi eine Zelle und in seinem Kopf befindet sich ein Kern, also eine Kommando- und Informationszentrale.
In den 23 Büchern seiner Zentrale sind nahezu alle Anweisungen gespeichert, welche die Natur braucht, um einen Menschen entstehen zu lassen. Aber Spermi kann diese Anweisungen ohne die Eizelle nicht ausführen, weil Spermi selber nicht genug Maschinen und Treibstoff hat.

Wie schon auf Seite 8 gezeigt, nennen Fachleute die Bücher Chromosomen und die Wörter darin nennt man **Gene**.
In den 23 Büchern von Spermi sind zwanzigtausend (20 000) Wörter, also Gene. Alle Bücher zusammen mit ihren Genen heißen **Genom**. Das Genom ist also die ganze Bibliothek.

Die meisten Leute sagen aber nicht Genom, sondern benutzen das alte Wort "**Erbgut**".

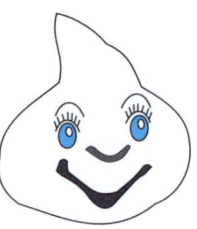

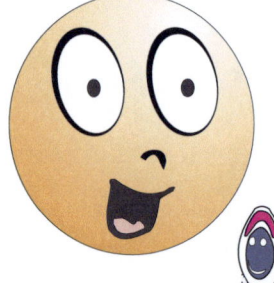

Die Eizelle hat in ihrem Kern ebenfalls 23 Bücher mit 20 000 Wörtern. Auch die Eizelle hat nahezu all die Informationen, die gebraucht werden, damit sich ein Mensch entwickeln kann.

Doch das besondere Wissen, wie ein Baby zu einem Jungen gemacht werden kann, fehlt der Eizelle. Das kann nur ein Spermi wissen.

Dafür hat aber die Eizelle mehr Maschinen und viel mehr Treibstoff für die Motoren.

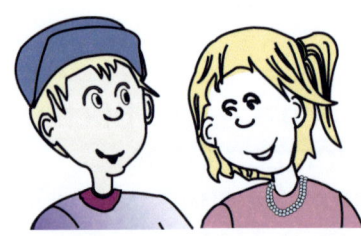

Warum haben beide, die Eizelle und Spermi, eine ganze Bibliothek?

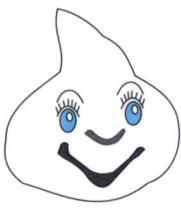

Die Antwort ist: Die Zellen des Babys können sich später aussuchen, welchen Text sie lesen wollen. Mal lesen sie in den Büchern, die sie von der Mutter geerbt haben, mal in den Büchern, welche vom Vater stammen.

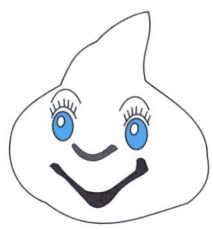

Und jetzt etwas ganz Wichtiges:

Die Gene der Eizelle, die von **eurer Mutter** stammen,
und die Gene der Samenzelle, die von **eurem Vater** stammen,
sind einander *ähnlich,* aber sie sind *nicht ganz gleich.*

Weil die Gene *ähnlich* sind, sind eure beiden Eltern
selber mal *Menschen* geworden;
weil sie aber *nicht ganz gleich sind*, sind eure Eltern
verschiedene Menschen geworden.

Und das Kind? Da seine Zellen mal in den Büchern
der Mutter, mal in den Büchern des Vaters lesen,
wird jedes Kind teils wie die Mutter,
teils wie der Vater,
egal, ob es ein Junge oder Mädchen wird.

Wenn die Leute sagen: "ganz wie der Vater"
oder "ganz wie die Mutter" oder "ganz wie Opa Sowieso",
so stimmt das Wort "ganz" nie. Jedes Kind hat von beiden Eltern
etwas, wenn man es auch äußerlich nicht gleich sieht.

Und bei Geschwistern ist die Mischung jedesmal anders, wie
bei einem Würfelspiel. Geschwister sind immer verschieden
(es sei denn, es wären ein-eiige Zwillinge, die durch eine
Laune der Natur aus ein und derselben befruchteten
Eizelle entstanden sind und beide genau dieselbe Mischung
an Genen haben).

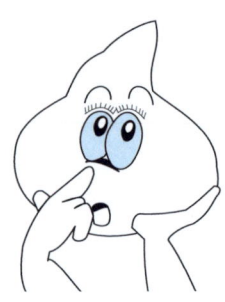

Ein Mädchen oder ein Junge?

Was soll es werden?
Viele Leute meinen, das liege am
Verhalten von Vater und Mutter.
So denken manche Leute, dass Mütter,
die während der Schwangerschaft viel
Fleisch essen, Jungen zur Welt
brächten. Das ist alles ganz falsch.

Ob es mal ein Mädchen oder ein Junge wird,
das bestimmen ganz allein wir Samenzellen.
Schaut man sich ganz genau in unserer Bibliothek
um, sieht man, dass es von uns Samenzellen zwei
Sorten gibt. Bei der einen Hälfte der Samenzellen
hat das letzte der 23 Bücher den Titel **X**, bei der
anderen Hälfte den Titel **Y**.

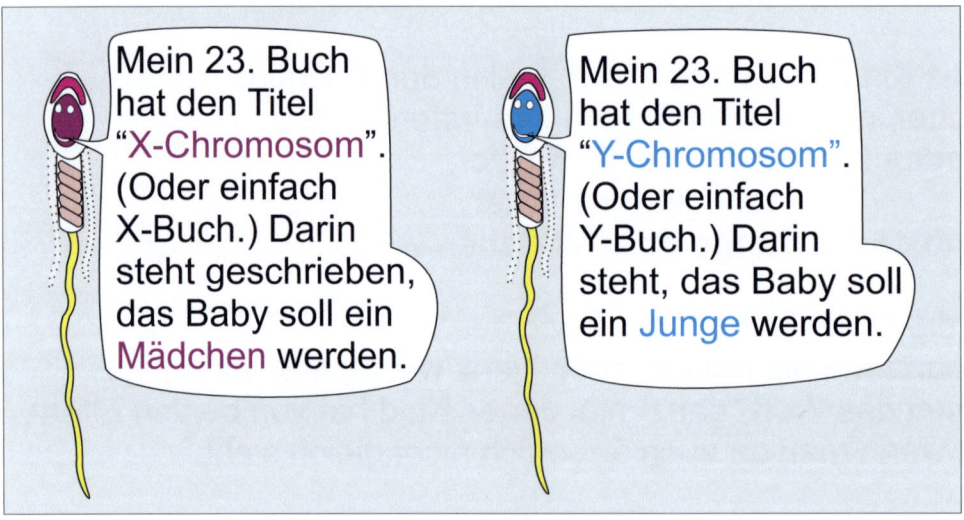

Mein 23. Buch
hat den Titel
"X-Chromosom".
(Oder einfach
X-Buch.) Darin
steht geschrieben,
das Baby soll ein
Mädchen werden.

Mein 23. Buch
hat den Titel
"Y-Chromosom".
(Oder einfach
Y-Buch.) Darin
steht, das Baby soll
ein Junge werden.

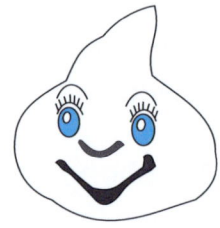

Und jetzt will ich sehen, wer beim
Wettschwimmen gewinnt, ein X-Spermi
mit rotem Kopf oder ein Y-Spermi
mit blauem Kopf?

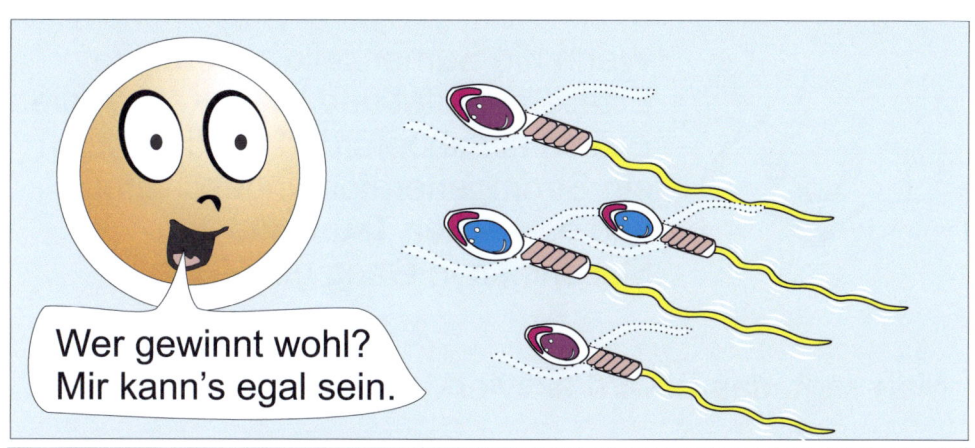

Wer gewinnt wohl?
Mir kann's egal sein.

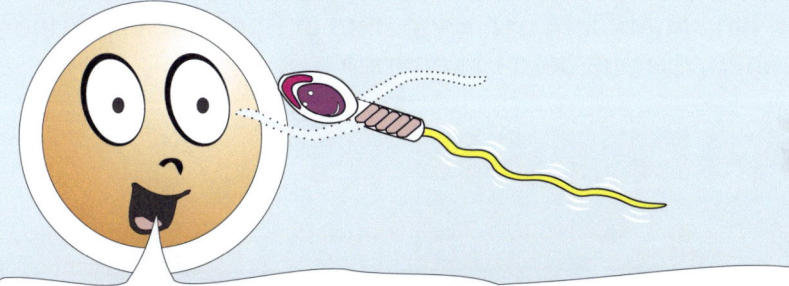

O.k., Dieses Mal hast du gewonnen. Von dir
bekomme ich ein X-Buch. Darum werde ich mich
später zu einem Mädchen entwickeln. Das 23. Buch
lese ich aber erst spät. Darum sehen Mädchen-
und Jungen-Babys lange Zeit gleich aus.

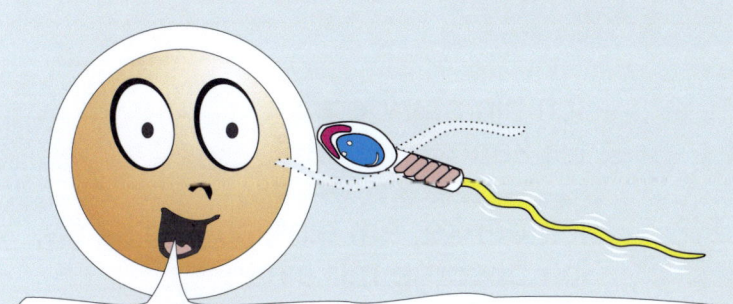

Ein anderes Mal bei einer anderen Eizelle
könnte eine Samenzelle mit einem Y-Buch gewinnen.
Dann wird mal ein Junge zur Welt kommen.

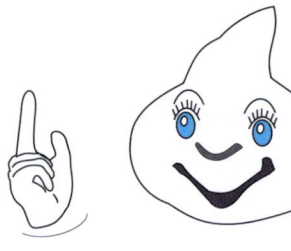

Wenn die Samenzelle sich an die Eizelle anheftet und ihren Kern in die Eizelle hineinbefördert, wird plötzlich ein Stromgenerator eingeschaltet und es werden Tausende von Maschinen in Gang gesetzt.

Man sagt, das Ei wird aktiviert.

Wenn man zuvor schon bestimmte Stoffe, die leuchten können, in die Eizelle hineingebracht hat, kann man in Spezialmikroskopen Lichtblitze sehen, die aus dem Ei kommen.

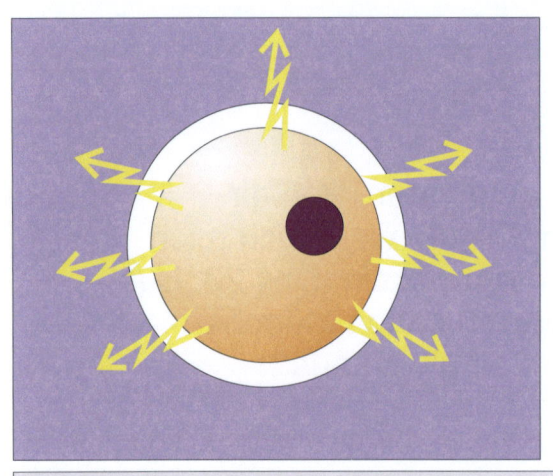

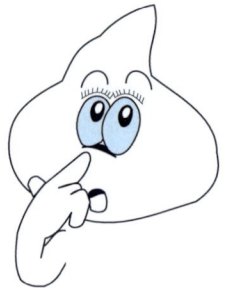

Lichtblitze? Da staune ich sogar!

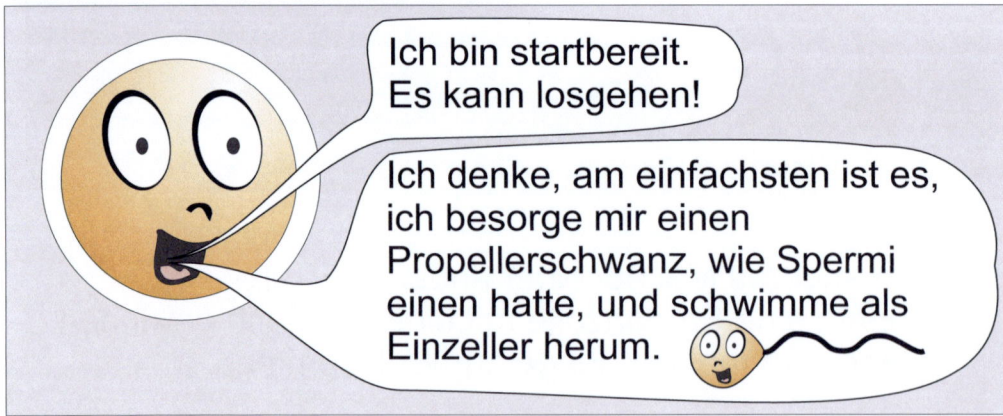

Ich bin startbereit. Es kann losgehen!

Ich denke, am einfachsten ist es, ich besorge mir einen Propellerschwanz, wie Spermi einen hatte, und schwimme als Einzeller herum.

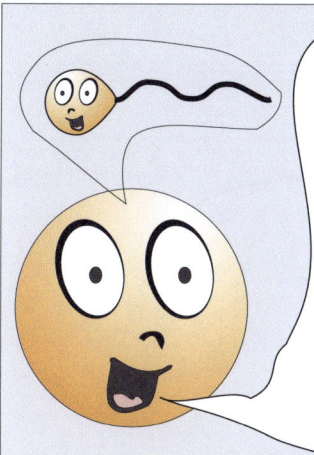

Hallo Infolino, muss ich denn überhaupt weitermachen? Wie soll ich es denn schaffen, ein Menschenkind zu werden?
Ich bin doch so winzig und bestehe aus nur einer einzigen Zelle. Ich könnte doch wie ein Einzeller im Wasser leben. Ich bin eh schon im warmen Wasser und das gefällt mir prima.

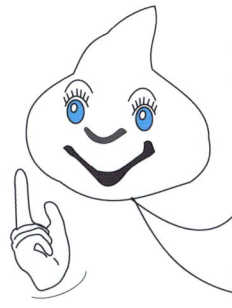

Nee, nee, nee! Kommt nicht in Frage. Deine Aufgabe ist höher. Du musst erst mal ein Baby werden, das außerhalb des Mutterleibes atmen und leben kann. Dazu hast du neun Monate Zeit. Ein Baby besteht aber nicht aus einer Zelle, sondern aus vielen Milliarden von Zellen. Darum musst du dich erst vermehren. Du weißt doch, wie das geht?

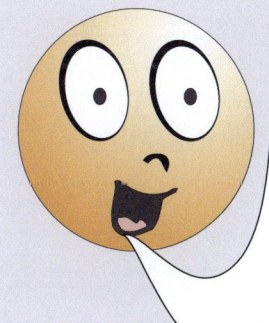

Ja natürlich, ich weiß, wie das geht: Ich muss mich als Erstes in zwei Zellen teilen. Aber dazu muss ich erst mal alle Bücher in meiner Zentrale kopieren, damit beide Zellen alle Baupläne und Anweisungen erhalten können.

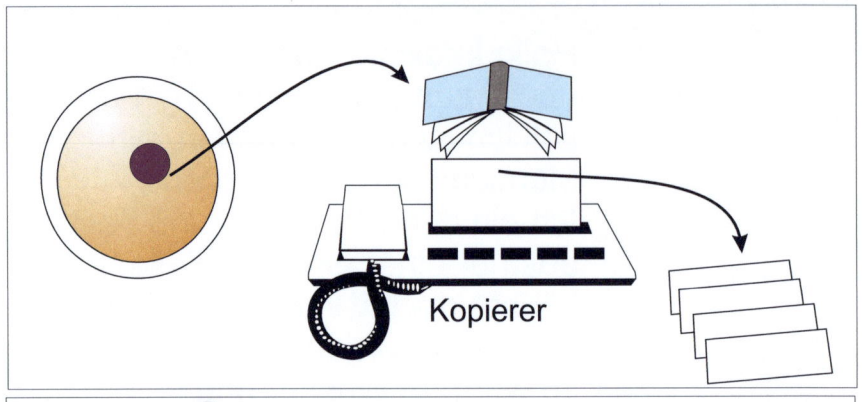

Kopierer

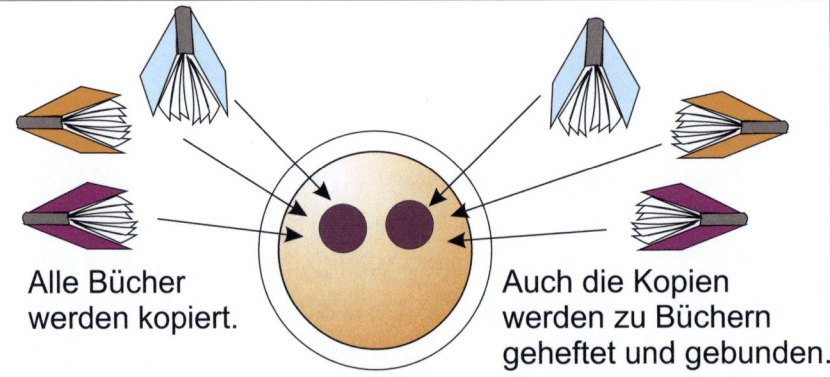

Alle Bücher werden kopiert.

Auch die Kopien werden zu Büchern geheftet und gebunden.

Im Inneren der Eizelle werden alle Bauanleitungen kopiert und in zwei Kommandozentralen abgelegt. Beide Zentralen enthalten nun das ganze Genom (Bibliothek, Erbgut).

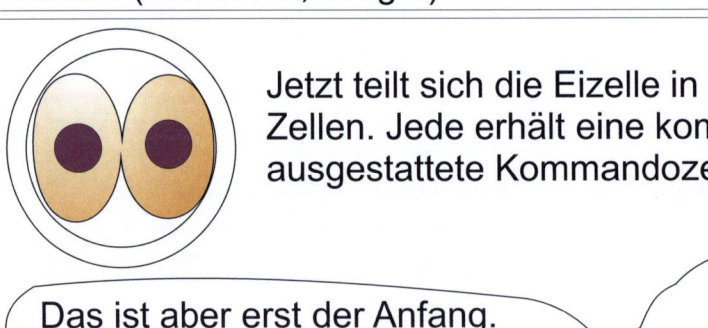

Jetzt teilt sich die Eizelle in zwei Zellen. Jede erhält eine komplett ausgestattete Kommandozentrale.

Das ist aber erst der Anfang. Wiederholen, wiederholen!

Das Ei ist jetzt fleißig am Werk, kopiert seine Bücher und teilt sich wiederholt:

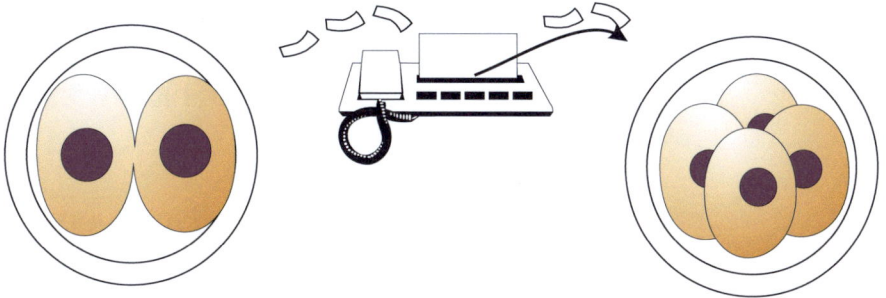

Aus 2 Zellen werden 2 mal 2 Zellen, also 4 Zellen

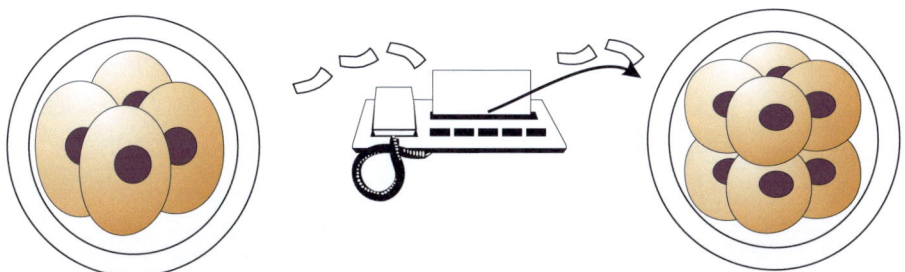

Aus 4 Zellen werden 2 mal 4, also 8 Zellen

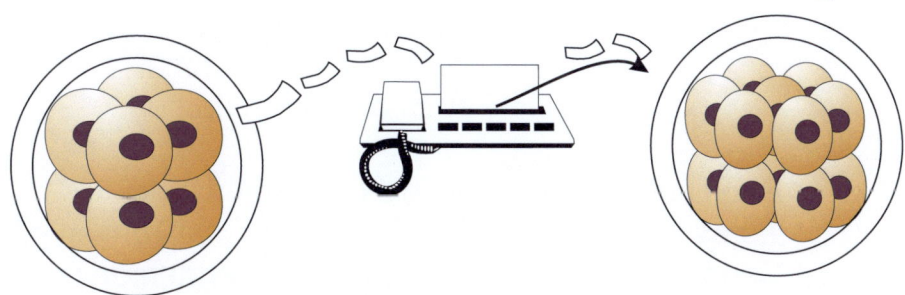

Aus 8 Zellen werden 2 mal 8, das sind 16, und so geht es weiter.

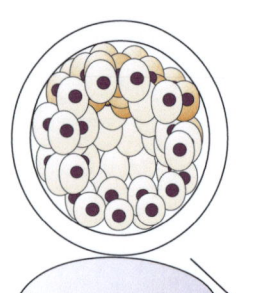

Jetzt sind es schon so viele Zellen,
dass man sie gar nicht mehr gut zählen kann.
Man nennt alle zusammen **Keim** oder auch
schon Embryo, obwohl es nur eine
Kindergartengruppe von Zellen ohne rechte
Ordnung ist, und die Zellen noch nicht wissen,
was sie mal werden sollen.

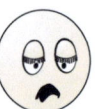

Wir lassen eine Zelle aus der Gruppe
hervortreten: Sie will sich im Namen
aller beschweren:

Nadelspitze
zum Vergleich

*Jetzt langt's aber! Dauernd sollen wir arbeiten:
Kopieren, uns teilen, kopieren, uns teilen...
Doch wann kriegen wir endlich was zu essen?
Innen müssen wir schon einen Hohlraum
lassen; wo sollten wir denn das Baumaterial
für noch mehr Zellen hernehmen!*

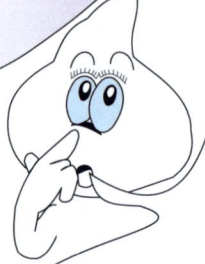

Stimmt ja schon. Ihr seid zwar mehr Zellen
geworden, aber alle zusammen seid ihr
noch nicht größer als die Eizelle war.
Nun gut: Teilt euch alle nochmal
und stellt euch ordentlich auf.

Dann sage ich euch, was ihr tun könnt, und
wo es in Hülle und Fülle zum Essen und Trinken gibt.
Dann könnt ihr futtern, euch weiter vermehren und
am Ende auch zu einem Baby heranwachsen.

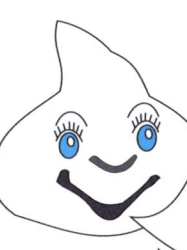

O.k. So ist's gut!
Ich nenne euch jetzt
"Blasenkeim",
und weil wir neugierig
sind, gucken wir in
den Keim hinein.

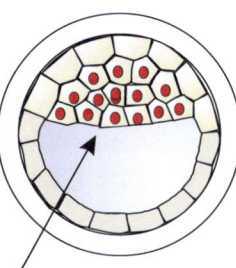

*Für ältere Leser: Die Zellen mit den roten Kernen sind die **embryonalen Stammzellen**, von denen man so viel hört und liest. Aus ihnen geht später der eigentliche Embryo hervor.*

Es werden ab jetzt so viele Zellen
und sie werden so klein, dass man sie nicht mehr
alle einzeln zeigen kann.

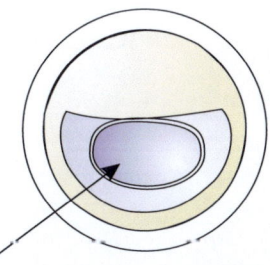

Blasenkeim
1 Woche nach der
Befruchtung

Dieser neue Hohlraum heißt "Dottersack", obwohl er beim Menschen - anders als bei Reptilien und Vögeln - keinen Dotter mehr enthält. Der Dottersack verschwindet später und wir beachten ihn darum nicht weiter.

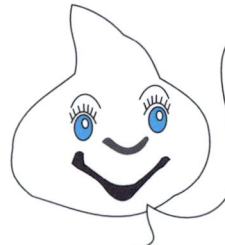

Weißt du Blasenkeim denn überhaupt, wo du jetzt gerade bist? Nein? Du schwimmst noch immer wie das Ei, das du mal gewesen bist, in einer wassergefüllten Röhre. Sie heißt Tube oder **Eileiter**.

Schwimm jetzt hinunter in eine Kammer, die den seltsamen Namen **"Gebärmutter"** hat. (Fachleute sagen Uterus dazu.) Dort wirst du schon erwartet.

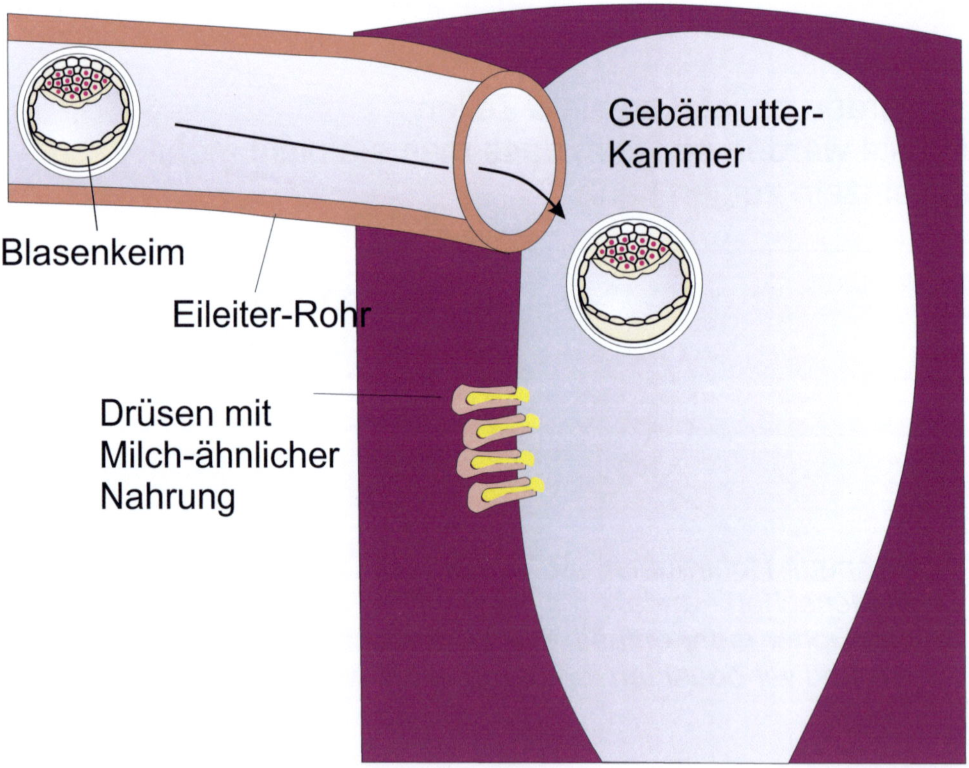

Gebärmutter-Kammer

Blasenkeim

Eileiter-Rohr

Drüsen mit Milch-ähnlicher Nahrung

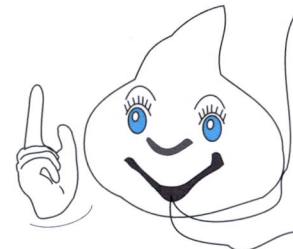

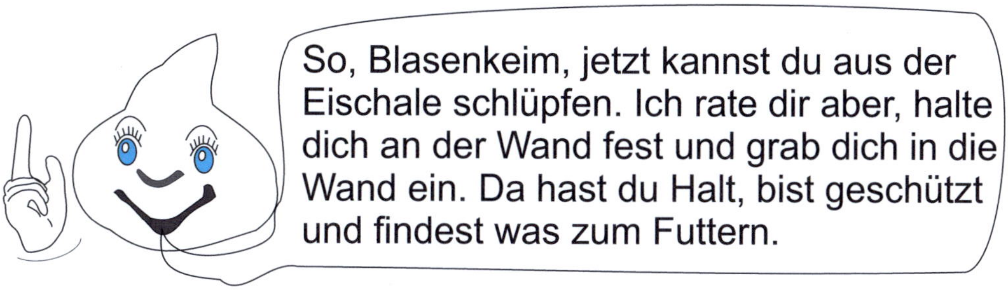

So, Blasenkeim, jetzt kannst du aus der Eischale schlüpfen. Ich rate dir aber, halte dich an der Wand fest und grab dich in die Wand ein. Da hast du Halt, bist geschützt und findest was zum Futtern.

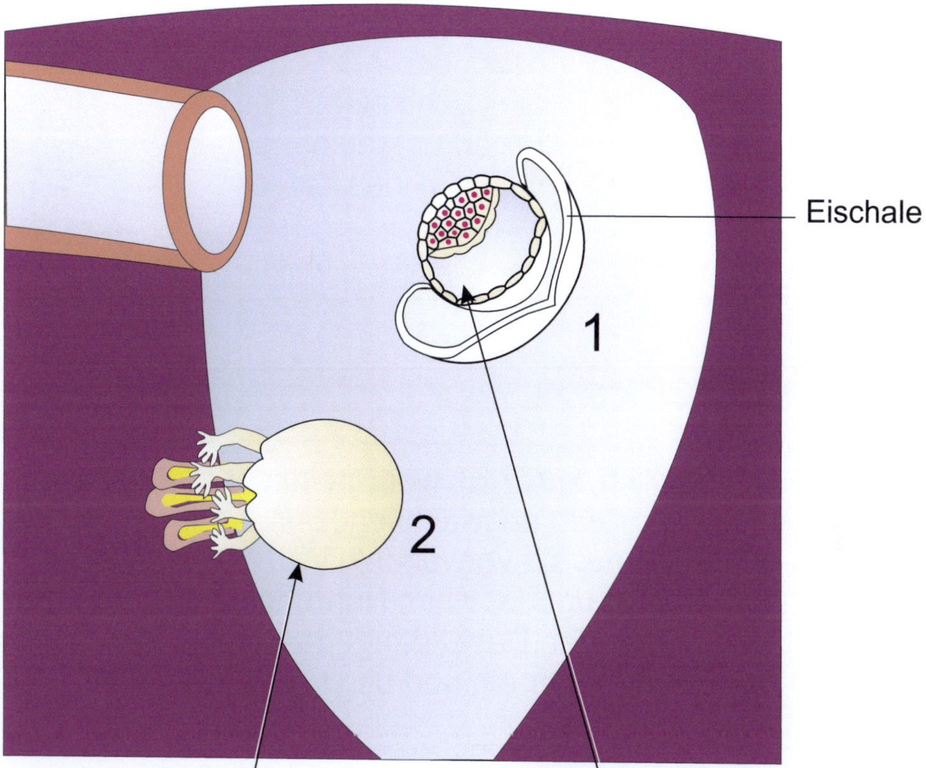

Eischale

1

2

Blick auf den geschlüpften Keim. Er hält sich an der Wand fest und schlürft, was ihm schmeckt.

Der Blasenkeim schlüpft aus der alten Eihülle. Er ist für euch aufgeschnitten, damit ihr reingucken könnt.

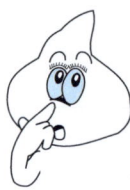 Und jetzt?

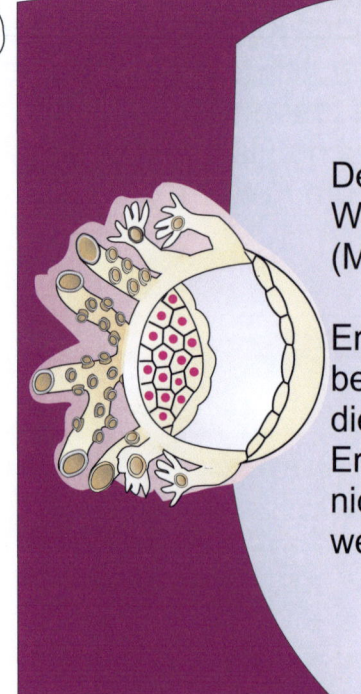

Der Keim nistet sich in der Wand der Gebärmutter ein. (Man nennt das Implantation)

Er tut dies mit Hilfe besonderer Organe, die auch seiner Ernährung dienen, aber nicht Teil des Kindes werden.

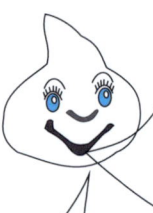 Unglaublich, was? Es werden immer mehr Arme, die unser Keim auswachsen lässt. Aber es sind keine echten Arme; sie verwandeln sich in Saugrüssel. Mit ihnen saugt der Keim Nahrung ein, die ihm die Mutter spendet. Dabei dringt der Keim tief in die Wand der Gebärmutter ein und beginnt zu wachsen.

Und noch etwas Wichtiges für alle Leser: Von dem Augenblick an, da sich der Keim in die Gebärmutter eingenistet hat, ist eine Frau, wie man sagt, schwanger. Jetzt beginnt die **Schwangerschaft,** die mit der Geburt des Kindes endet.
Von nun an gelten die Gesetze zum Schutz des werdenden Lebens während der Schwangerschaft.

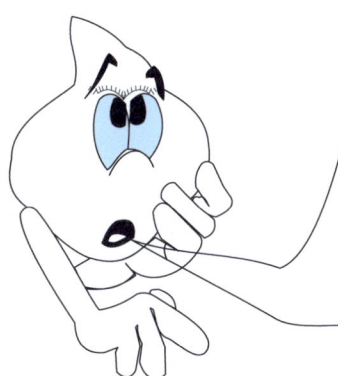

Mein Gott, was soll denn das
für ein Ungeheuer werden?
Du siehst ja aus wie ein Krake und
erschreckst die Leute.
Komm, wir lassen erst mal deine
Saugrüssel weg (sie werden später eh
vom Mutterkuchen abgelöst).

Wir zeigen erst mal nur, wie in dir
ein Embryo und daraus ein Baby
entsteht.
Einverstanden?

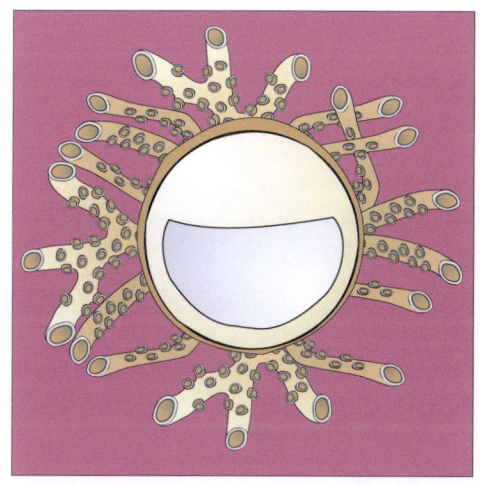

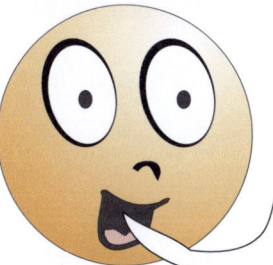

O.k., den Kindern zuliebe einverstanden!
Ich mach mich ganz einfach.
Aber ich muss schon in mich reinblicken
lassen, sonst wird man nie ein Baby sehen.
Das entsteht nämlich mitten in mir drin.

Habe eine tolle Idee. Ich mache erst mal einen Swimmingpool für das Baby.

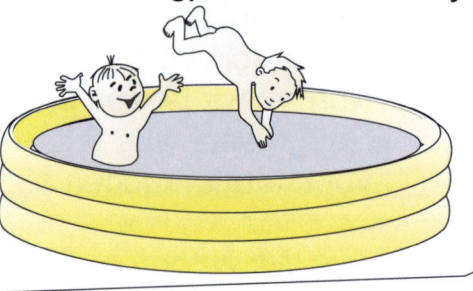

Na, du träumst wohl, dein Baby wäre schon geboren und drei Jahre alt. Es muss aber erst 9 Monate in dir selber heranwachsen, bevor es zum Tauchen Luft holen kann.

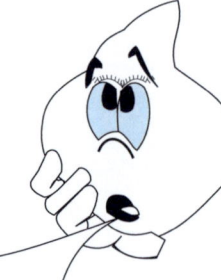

Na gut, in meinen Büchern steht: Mache eine Höhle und fülle sie mit warmem Wasser. Mache dann den Embryo am Boden der Höhle.

Wasserhöhle

Embryo

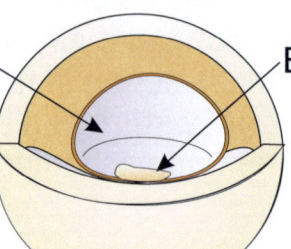

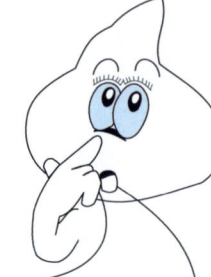

Was steht da? Eine Höhle mit Wasser?

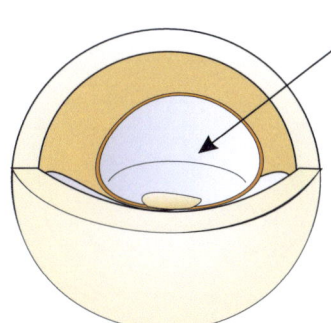

Höhle mit Wasser.
Fachleute nennen sie Amnion,
andere sagen **Fruchtblase**
dazu. Das Wasser, das
der Keim selber einfüllt,
nennt man **Fruchtwasser**.

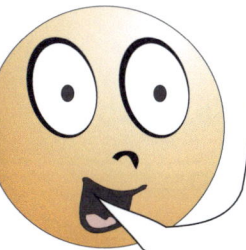

*Na da staunst du. Das haben schon
die Saurier erfunden, die vor vielen
Millionen Jahren lebten. Von denen haben
wir das gelernt, wie alle Säugetiere und auch
die Vögel.
Ein kleiner, zarter Embryo will immer im
Wasser sein, so wie ein Fisch oder eine
Kaulquappe.*

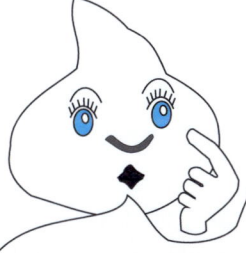

Ach ja, mir fällt's wieder ein.

Säugetiere und der Mensch entwickeln sich ja nicht mehr
im See oder Teich. Darum richtet ein guter Keim dem Baby
vorsorglich einen privaten Swimmingpool ein und füllt ihn
mit warmem Badewasser.

Manche Mütter wissen das gar nicht; sie merken es voll Erstaunen erst bei der
Geburt, wenn das ganze Badewasser ausfließt.

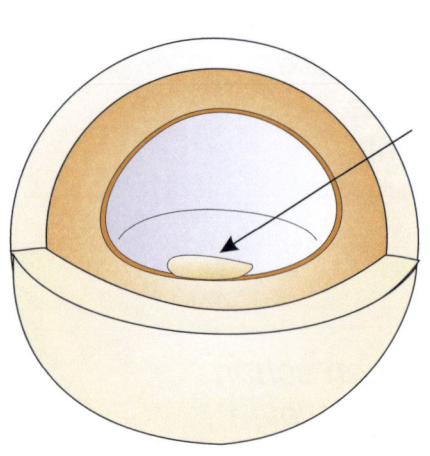
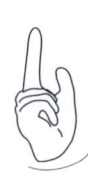
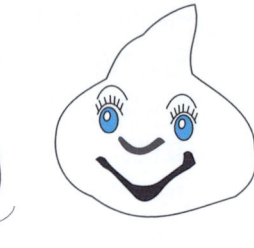

Und hier am Boden der Fruchtblase versammeln sich Millionen von Zellen und bilden einen **Embryo.**
Aus dem Embryo wird das Baby.

Das beginnt in der zweiten Woche nach der Befruchtung. Anfangs ist der Embryo winzig, nicht mal einen Millimeter lang.

Doch in den nächsten acht Monaten wird der Embryo zu einem Baby heranwachsen, das vom Scheitel bis zu den Fersen 50 Zentimeter lang ist. Das Kind nimmt in dieser Zeit gut und gern das Fünf-Millionenfache seines Umfanges und Gewichtes zu.

Die Fruchtblase muss entsprechend größer und größer werden.

Wie entsteht der Embryo? Das ist so kompliziert, dass wir auf den nächsten Seiten nur in groben Zügen andeuten können, wie ein paar der großen Organe im Embryo entstehen.

Weil das alles so schwierig und mühselig ist, will der Embryo oft vorzeitig aufhören, bevor er zu einem Menschenbaby geworden ist. Wir müssen ihm oft Mut zusprechen.

Ein Embryo entwickelt sich

Der Embryo erklärt: *Zuerst mache ich aus Falten ein Rohr;*
Fachleute sagen Neuralrohr dazu.

20 Tage
nach der
Befruchtung

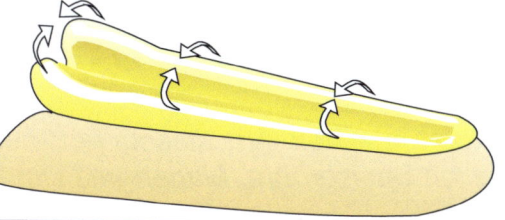

Ich weiß schon: Alles, was mit "Neuro-" oder "Neural-"
beginnt, hat etwas mit Nerven und Nervensystem zu tun.

Vorne erweitere ich das Rohr zu einer Blase und
aus der Blase mache ich mein **Gehirn**.
Aus dem Rohr dahinter mache ich
das **Rückenmark**

25 Tage
nach der
Befruchtung

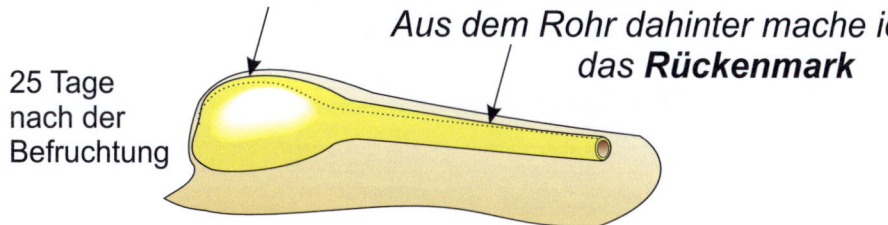

Das Gehirn hat am Ende tausend Milliarden
Nervenzellen und bleibt ganz innen doch hohl.
   (Hi, hi, wird wohl immer ein Hohlkopf bleiben.)
Das Rückenmark gehört eigentlich auch zum Gehirn.
Man bezeichnet Gehirn plus Rückenmark zusammen
als **Zentralnervensystem**.

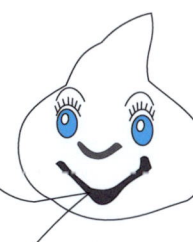

*Hier sind Gehirnblase und Rückenmarksrohr
für euch aufgeschnitten. Ihr seht, beide sind jetzt noch hohl.*

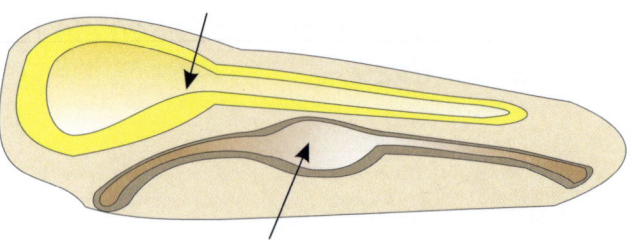

25 Tage
nach der
Befruchtung

*Hier habe ich ein anderes Rohr gebastelt. Aus diesem jetzt noch
geschlossenen Rohr mache ich Speiseröhre, Magen und Darm.*

Jetzt ist das Rohr noch geschlossen, aber später
hat der Mensch vorn ein großes Maul und hinten
ist er - Verzeihung - hat er -- ein A....loch.

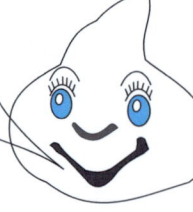

*Aus diesen roten Paketen links und rechts
vom Rückenmark mache ich meine Wirbelsäule
und meine Muskeln*

25 Tage
2-3 mm
lang

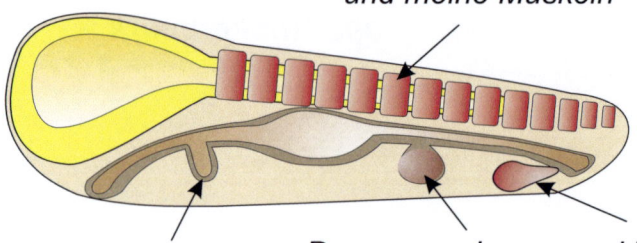

*Aus diesem Sack
mache ich die Lunge*

*Daraus mache
ich die Leber*

*und hieraus
die Nieren*

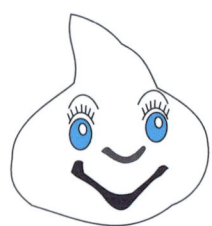

Die Lunge hat aber noch keine Luft. Sie kriegt
erst nach der Geburt Luft, beim ersten Atemzug.

Die Leber macht jetzt Blut, später süßen Blutzucker
und bittere Galle und tausend andere Sachen.

Die Nieren reinigen das Blut; das gibt Spülwasser.
Das Spülwasser ist das Pinkelwasser
(*es heißt Harn oder Urin*). Ob der Kleine
wohl in sein Badewasser pinkelt? Ein bisschen
schon.

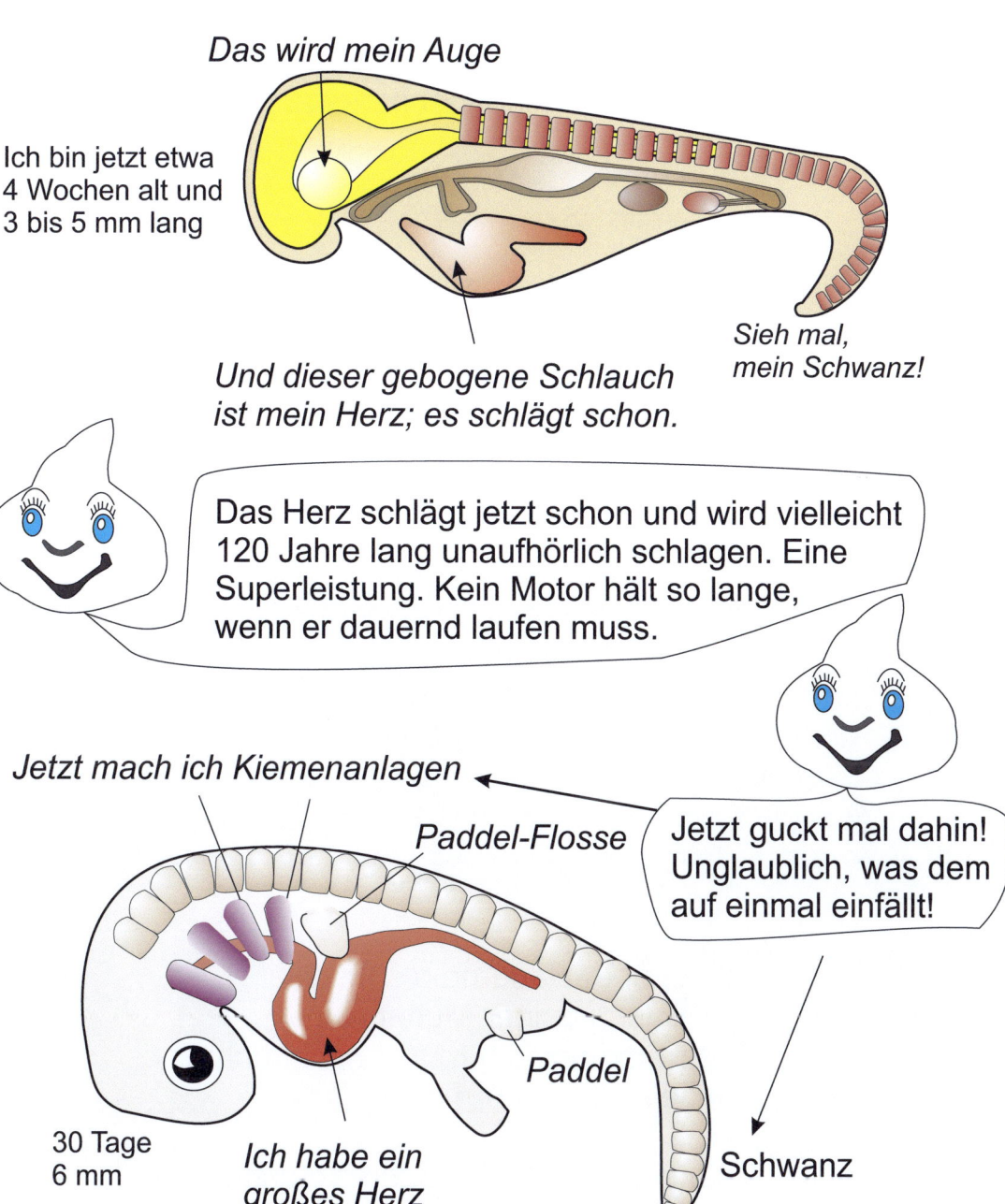

Das wird mein Auge

Ich bin jetzt etwa
4 Wochen alt und
3 bis 5 mm lang

Und dieser gebogene Schlauch
ist mein Herz; es schlägt schon.

Sieh mal,
mein Schwanz!

Das Herz schlägt jetzt schon und wird vielleicht
120 Jahre lang unaufhörlich schlagen. Eine
Superleistung. Kein Motor hält so lange,
wenn er dauernd laufen muss.

Jetzt mach ich Kiemenanlagen

Paddel-Flosse

Jetzt guckt mal dahin!
Unglaublich, was dem
auf einmal einfällt!

30 Tage
6 mm

Ich habe ein
großes Herz

Paddel

Schwanz

41

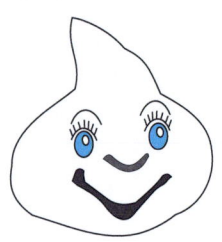

Jetzt sind schon fünf Wochen vergangen.
Wir gucken mal den Embryo in
seinem Swimmingpool näher an:

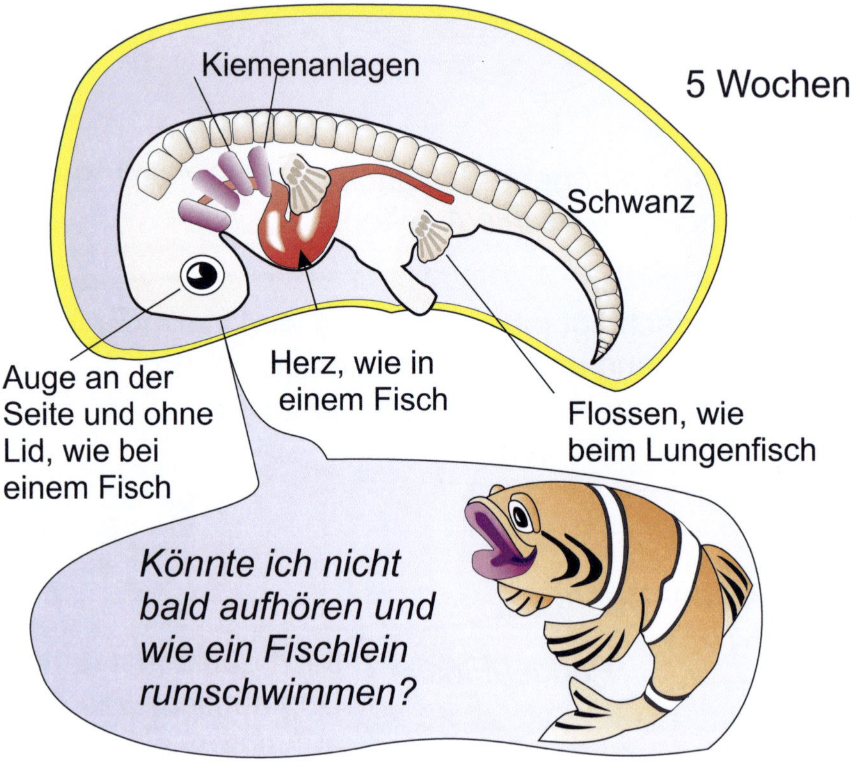

Kiemenanlagen

5 Wochen

Schwanz

Auge an der
Seite und ohne
Lid, wie bei
einem Fisch

Herz, wie in
einem Fisch

Flossen, wie
beim Lungenfisch

*Könnte ich nicht
bald aufhören und
wie ein Fischlein
rumschwimmen?*

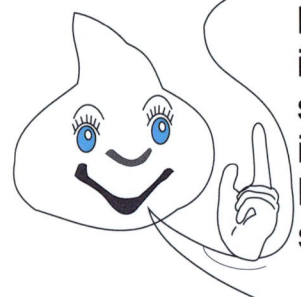

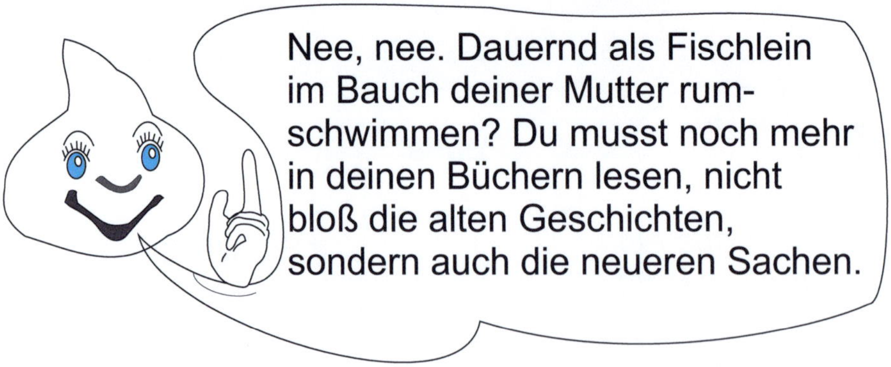

Nee, nee. Dauernd als Fischlein
im Bauch deiner Mutter rumschwimmen? Du musst noch mehr
in deinen Büchern lesen, nicht
bloß die alten Geschichten,
sondern auch die neueren Sachen.

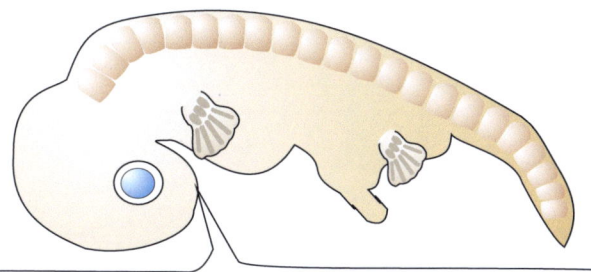

Wie soll ich das nur schaffen, statt eines Fisches was anderes, gar ein Mensch zu werden?

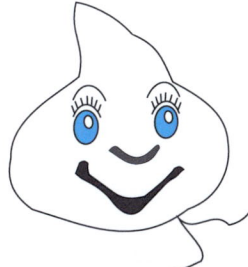

Ich rate dir, mach's Schritt für Schritt, lese der Reihe nach, wie es mal in der Geschichte des Lebens erfunden und aufgeschrieben wurde. Du erinnerst dich doch:

Nach den Fischen kamen die Amphibien: Molche, Salamander, Frösche und so was.

Dann kamen die Reptilien mit den Sauriern, die den Swimmingpool erfunden haben; den hast du ja schon gemacht.

Dann wurden aus bestimmten Sauriern die Säugetiere und schließlich auch der Mensch.

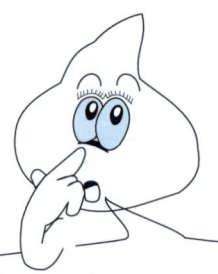

Fang doch mal beispielsweise an,
aus deinen Flossenpaddeln
richtige Arme und Beine zu machen.

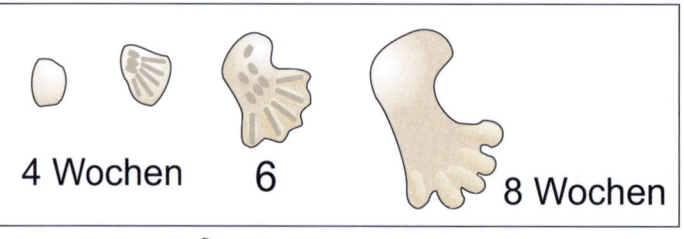

4 Wochen   6   8 Wochen

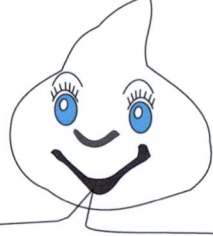

Na, das wird schon.
Jetzt lass dich mal von
vorn sehen!

Oh je, Augen nicht vorn am Kopf,
sondern an den Seiten,
  Arme und Beine seitlich
abstehend wie beim Salamander.
  Und noch immer ein Schwanz.

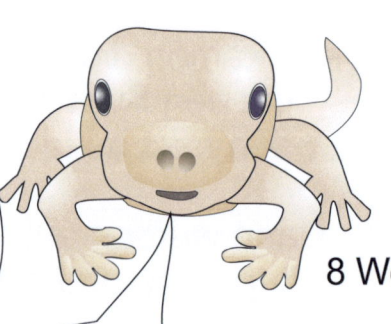

8 Wochen

Jetzt maul nicht dauernd.
So steht es halt in meinen
alten Büchern.

Der Embryo
ist jetzt acht
Wochen alt

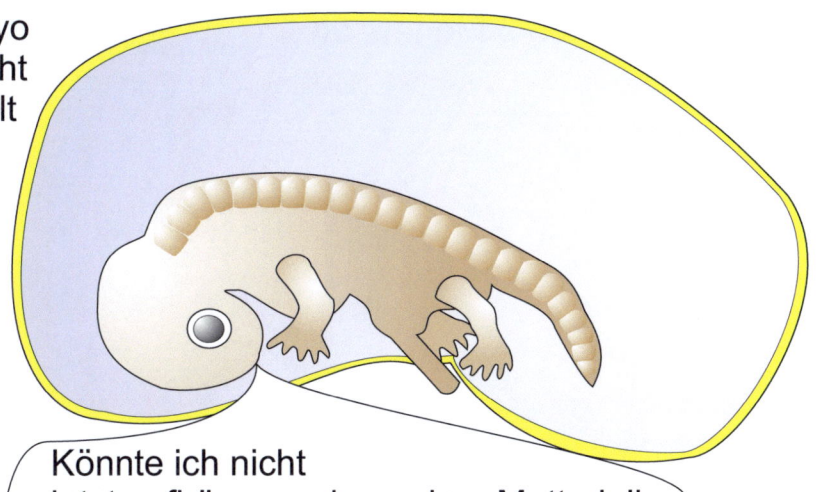

Könnte ich nicht
jetzt aufhören und aus dem Mutterleib
herausschlüpfen und als Amphibie leben.
Guck mal, nicht bloß meine Beine,
auch im Inneren bin ich fast
wie ein Salamander.

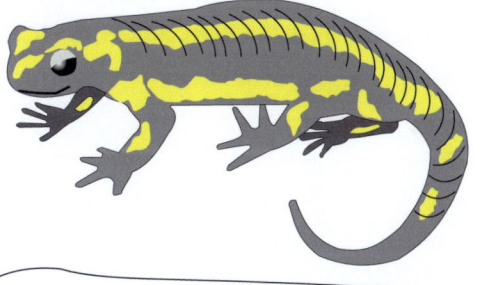

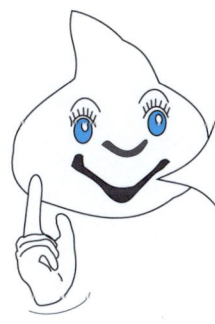

Da wären aber deine Eltern
sehr entsetzt, wenn da ein Molch
oder Salamander in der Wohnung
und in den Betten rumkrabbeln würde.

Durchhalten!

Weitermachen!

Das Kind ist nun 3 Monate alt

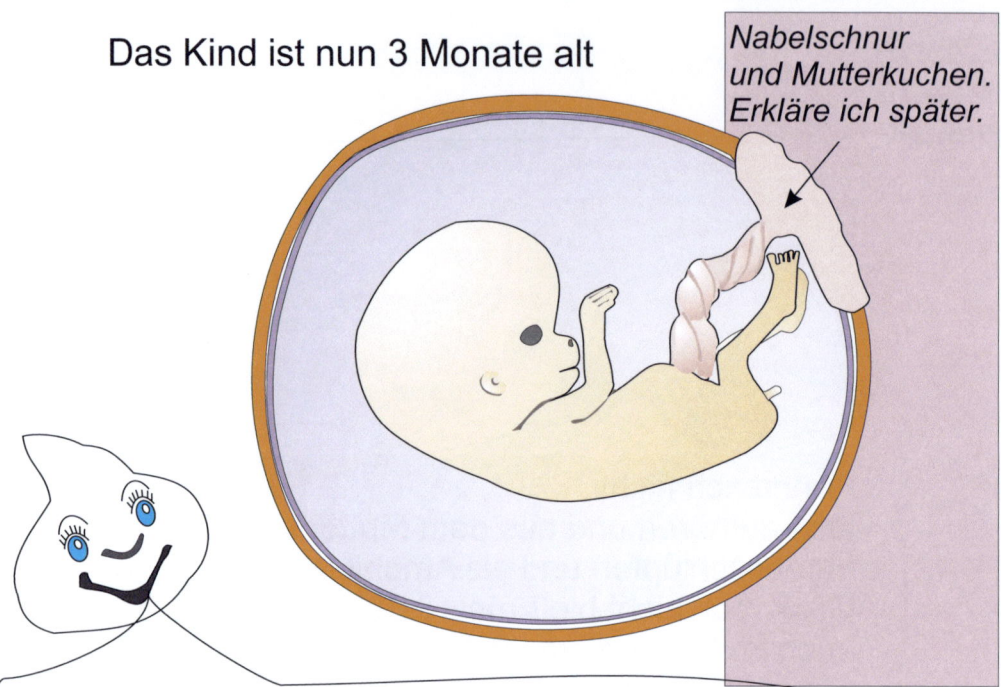

Nabelschnur und Mutterkuchen. Erkläre ich später.

Na, jetzt siehst du schon wie ein kleiner Mensch aus. Aber, um ehrlich zu sein, auch ein bisschen wie ein Äffchen; du hast jetzt so ein richtiges Schimpansenschnäuzchen.

Da solltest du mich mal im 4.-6. Monat anschauen. Da habe ich sogar ein Fell aus flaumigen Wollhaaren (es heißt Lanugo).
 Aber um meine Eltern nicht zu erschrecken, lege ich das Fell noch vor der Geburt ab und behalte lange Haare nur auf dem Kopf.

Dein Kopf ist ja riesig.

Du willst wohl noch klüger werden als Charlie, der lustige und schlaue Schimpanse. Aber pass auf. Wenn du auf die Welt kommen willst, musst du durch einen engen Kanal schlüpfen. Da macht ein großer Kopf auch große Probleme.

Und das Zipfelchen da unten? Du willst wohl ein Junge werden?

Tja, sieht so aus.
Aber ich weiß es selbst noch nicht.
Noch sehen Jungen und Mädchen gleich aus.
Ich habe noch nicht alles im 23. Buch gelesen.
Erst in zwei Wochen wird die Sache langsam klar.

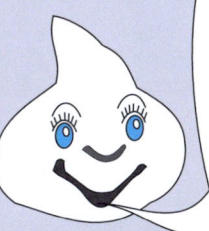

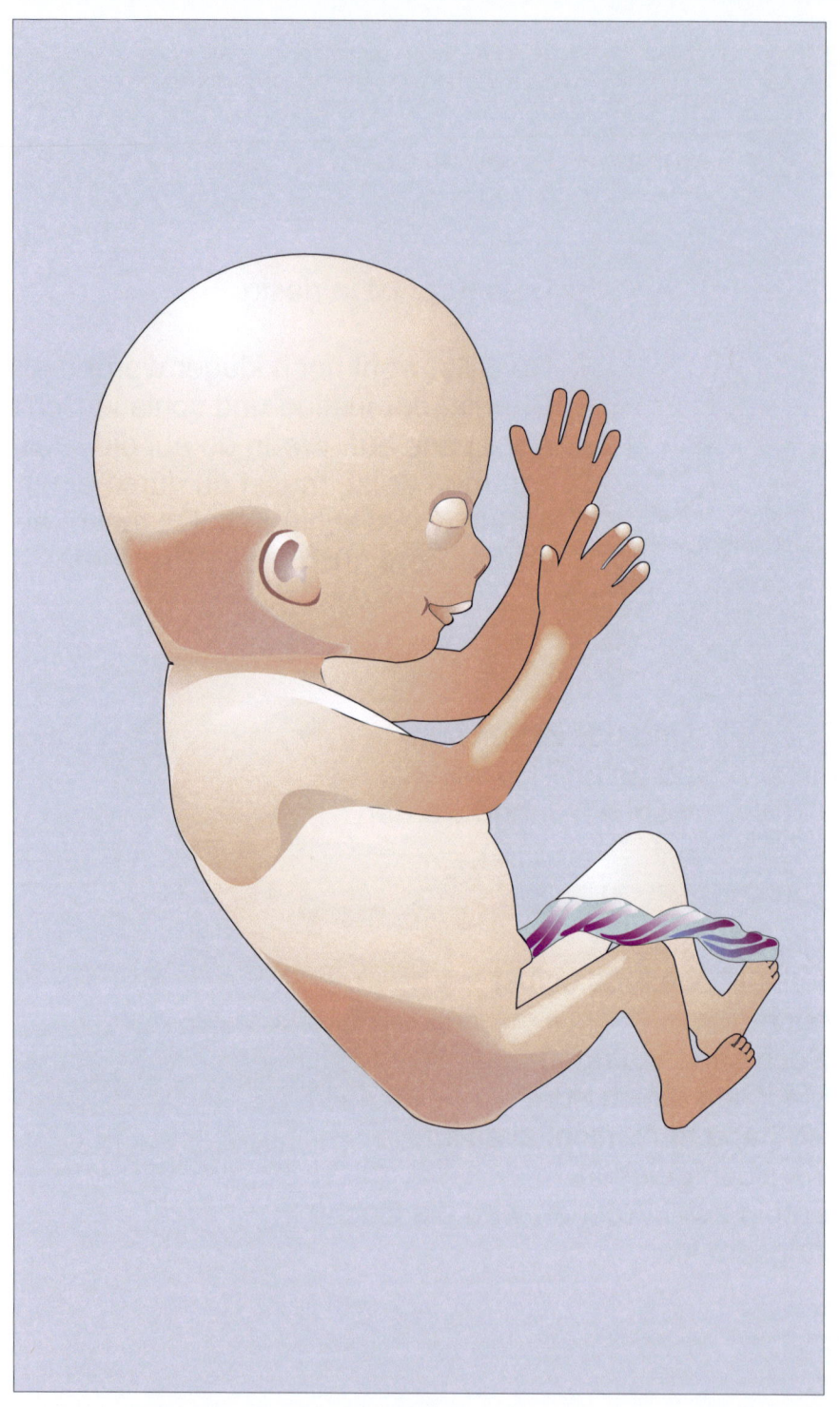

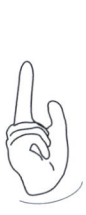 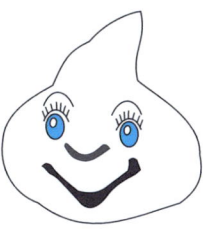

Großartig!
Jetzt sind deine Augen, wie es sich gehört,
 vorn am Kopf und mit Augenlidern verschließbar.

Deine Ellenbogen sind nach hinten gerichtet,
die Knie nach vorne.
Jetzt bist du kein Salamander mehr.

Und das Affenschnäuzchen ist auch verschwunden.

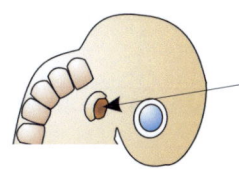 Fein, und aus der ersten Kiemenspalte
hast du den Gehörgang gemacht
und außen drum herum die
Ohrmuscheln.

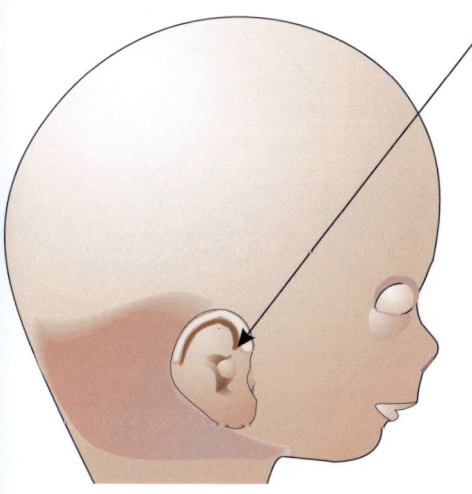

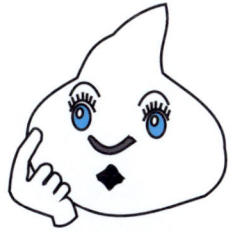

Ob das Baby schon
hören kann?

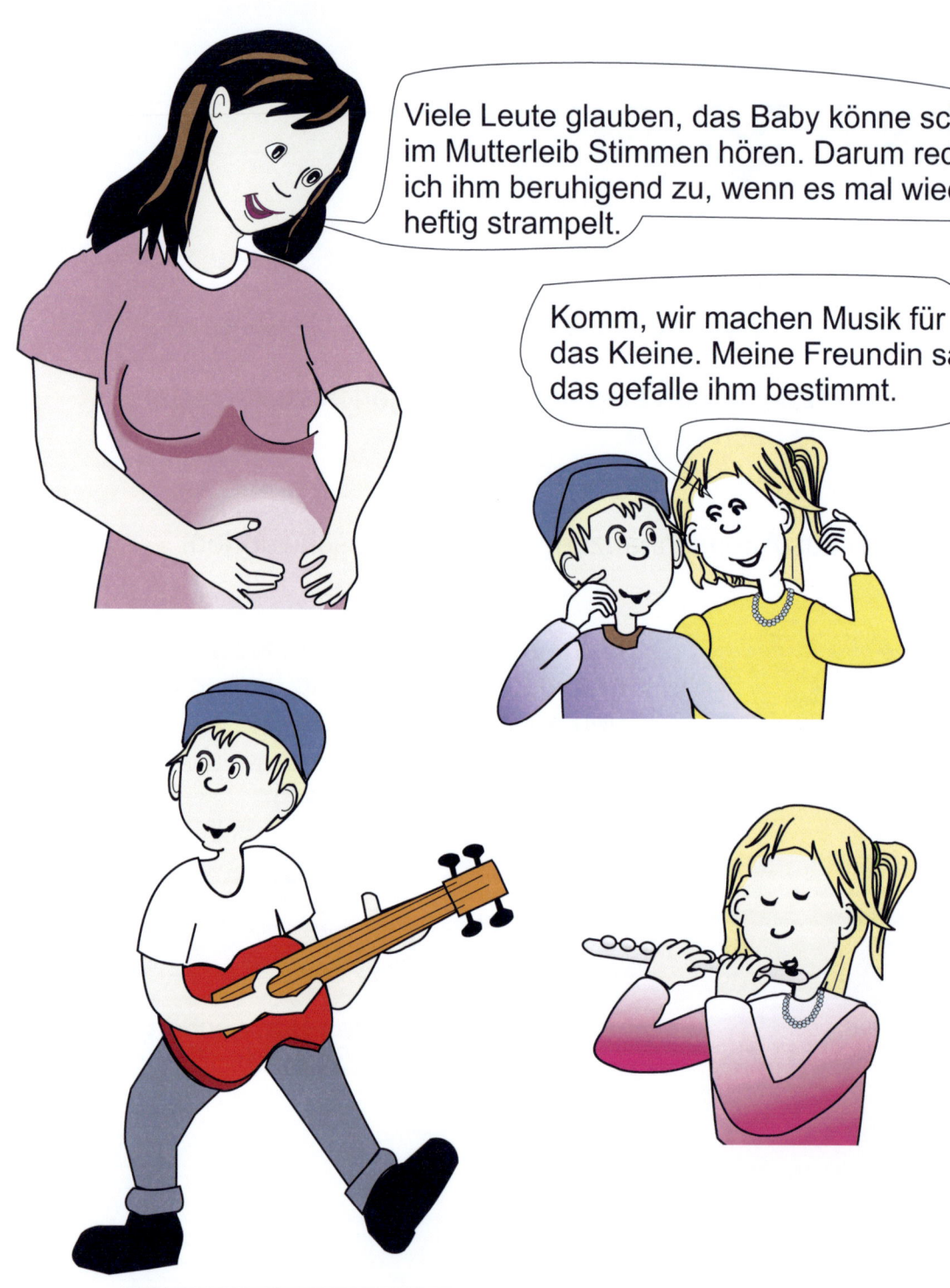

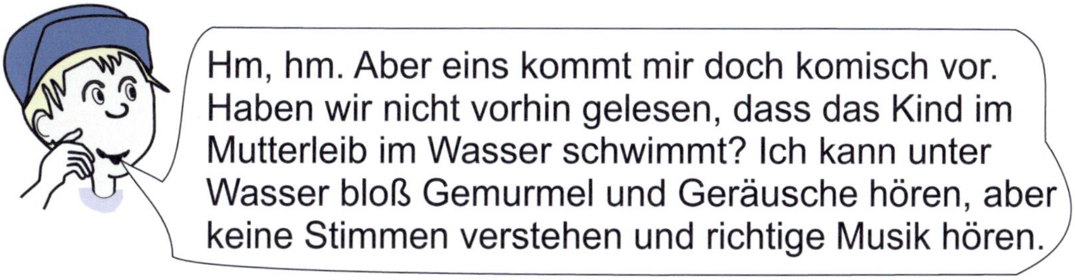

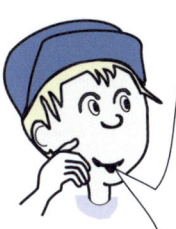 Hm, hm. Aber eins kommt mir doch komisch vor. Haben wir nicht vorhin gelesen, dass das Kind im Mutterleib im Wasser schwimmt? Ich kann unter Wasser bloß Gemurmel und Geräusche hören, aber keine Stimmen verstehen und richtige Musik hören.

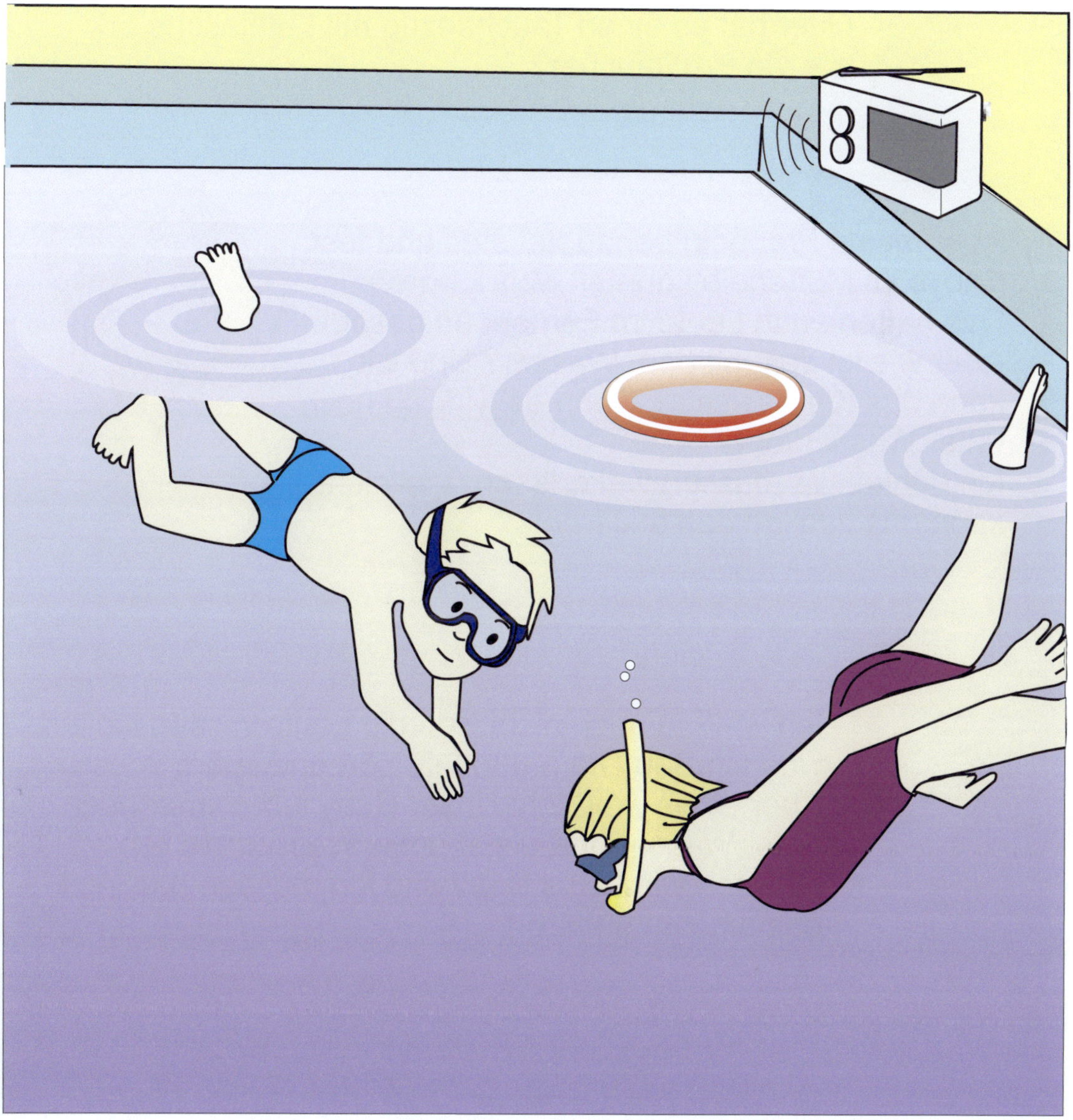

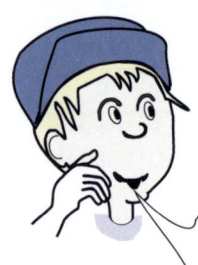

Hm. Vielleicht schwimmt aber das Baby gar nicht mehr unter Wasser. Es muss doch auch mal Luft holen wie wir auch, wenn wir im Schwimmbad tauchen. Oder hat es einen Tauchanzug mit Luftflasche wie die Profitaucher?

Aber meine Freundin behauptet steif und fest, Babys im Mutterleib könnten Musik hören. Das hätten auch Leute im Fernsehen gesagt. Aber wie ist das mit dem Wasser? Und wie kann das Kleine essen, wenn es wirklich noch unter Wasser lebt? Ich denke, wir müssen weiterlesen. Vielleicht kann uns Infolino das erklären!

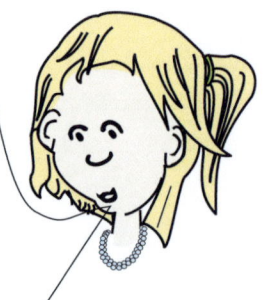

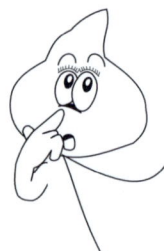

Ich weiß ja auch nicht, wie die Leute wissen wollen, was ein Baby im Mutterleib hört und spürt. Aber eines weiß ich: Unser Baby lebt immer noch unter Wasser und bleibt unter Wasser, bis es geboren wird. Das Baby und ich müssen das jetzt gemeinsam erklären.

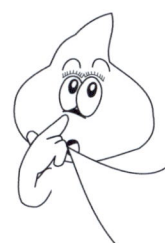

Und jetzt erklär mal den staunenden Kindern und auch den erwachsenen Lesern, **wie du es fertig bringst, 9 Monate ohne zu atmen unter Wasser zu leben,** und wo du was zu Futtern und Trinken findest. Hast du vielleicht eine Luftflasche wie die Taucher?

Keim

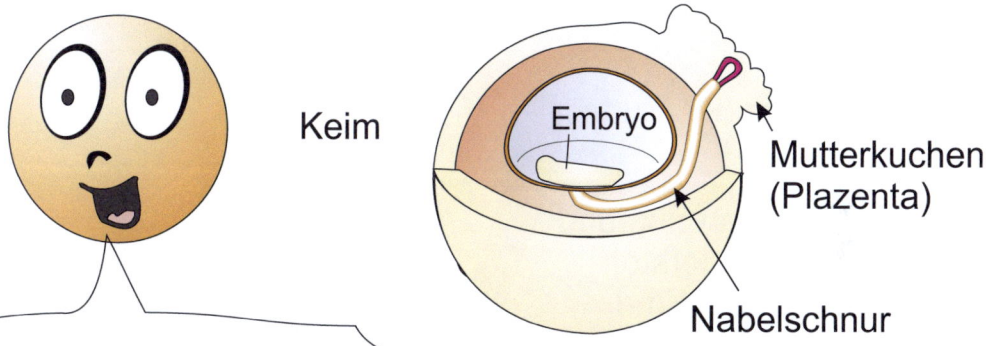

Embryo

Mutterkuchen (Plazenta)

Nabelschnur

Tja, so was Ähnliches.
Die Geschichte ging schon vor einiger Zeit los.
Als ich noch ein kleiner Embryo war, ist aus meinem Bauch ein Schlauch ausgewachsen, der Nabelschlauch. Man sagt auch **Nabelschnur** dazu.

Dieser Nabelschlauch führt zu einer Umladestation.
Sie heißt **Plazenta** oder **Mutterkuchen** (- aber ich habe das meiste von dieser Plazenta selbst gemacht; drum müsste es eigentlich Kindkuchen und nicht Mutterkuchen heißen).
   Diese Station ist die Umladestation, in der ich von meiner Mutter Nahrung und Sauerstoff bekomme.
   Im Gegenzug kann ich hier allen Abfall abliefern; die Mutter entsorgt ihn für mich. Drum muss ich nicht selber auf's Klo.
   Transportmittel für alles ist das Blut. Das seht ihr auf dem nächsten Bild.

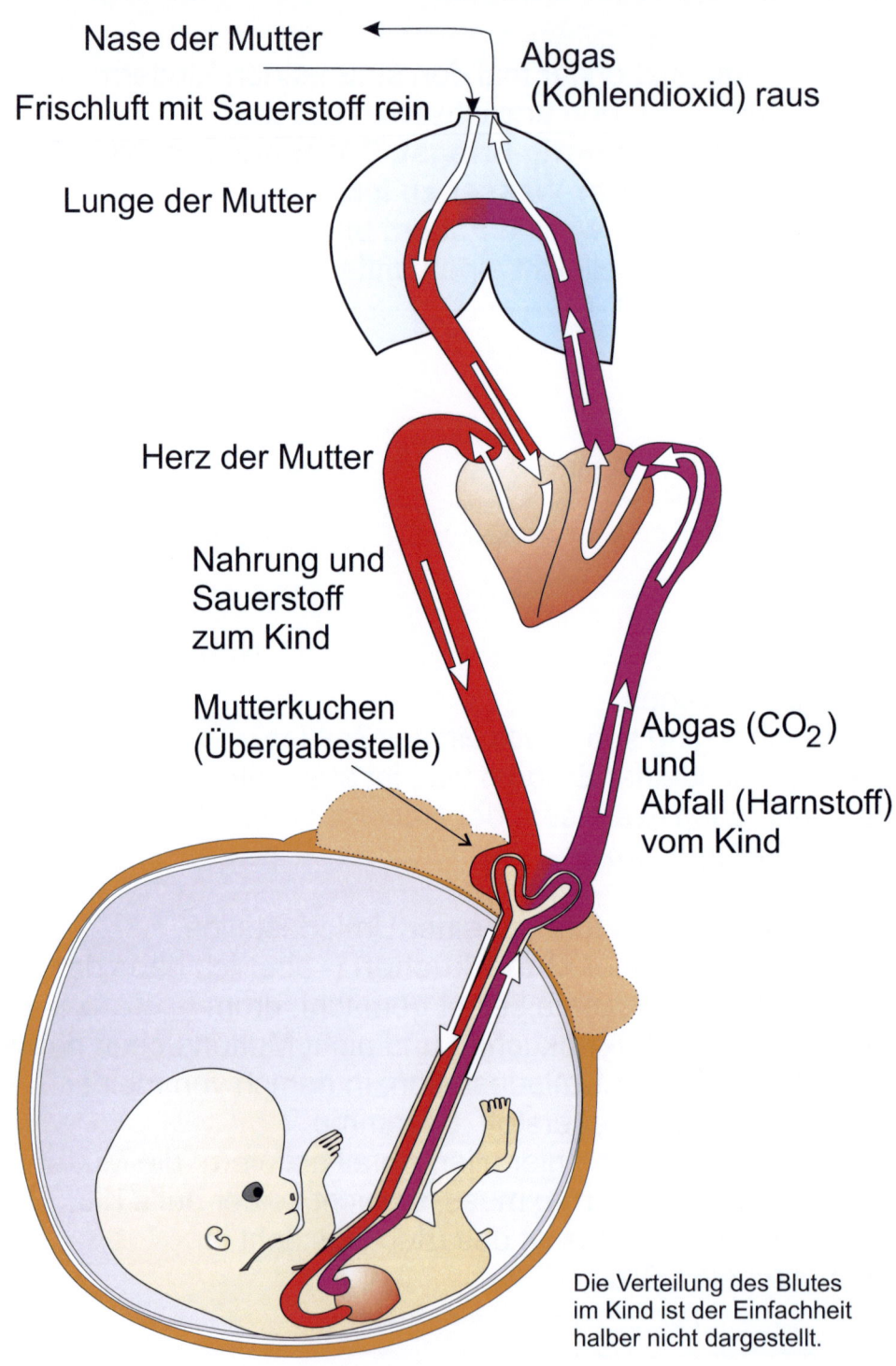

Nase der Mutter

Abgas (Kohlendioxid) raus

Frischluft mit Sauerstoff rein

Lunge der Mutter

Herz der Mutter

Nahrung und Sauerstoff zum Kind

Mutterkuchen (Übergabestelle)

Abgas (CO_2) und Abfall (Harnstoff) vom Kind

Die Verteilung des Blutes im Kind ist der Einfachheit halber nicht dargestellt.

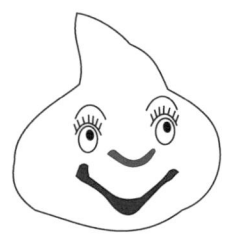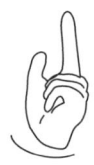

Also, das geht so:
Die Mutter atmet mit der Luft Sauerstoff
ein; er gelangt in ihre Lunge.

Der Sauerstoff geht in der Lunge der Mutter ins Blut der Mutter.
Im Blut könnte daher ein Fisch mit seinen Kiemen atmen.
Auch das Herz der Mutter bekommt seinen Sauerstoff vom Blut.
Es kann ja nicht selber Luft schnappen, obwohl es unablässig
Schwerarbeit verrichtet.

So ist es auch mit dem Kind. Es kann im Mutterleib nicht selber
Luft schnappen; es bekommt wie das Herz der Mutter den
Sauerstoff vom Blut. Der Sauerstoff geht im Mutterkuchen vom
Blut der Mutter in das Blut des Kindes.
  Darum erstickt das Kind auch unter Wasser nicht.

Das Kind erzeugt, wie die Mutter auch, als Abgas Kohlendioxid.
Der Weg des Kohlendioxids führt umgekehrt vom Kind über das
Herz der Mutter zur Lunge der Mutter hinauf.
Sie atmet das Kohlendioxid aus.

Das Kind bekommt von der Mutter nicht bloß Sauerstoff.
Es bekommt auch Traubenzucker, Vitamine und viele andere
gute Dinge mehr.
Darum muss die Mutter in der Schwangerschaft viele gesunde
Sachen essen und trinken.

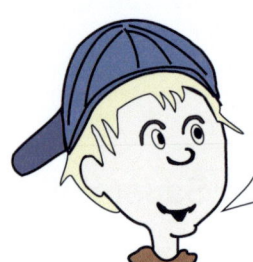

Daumenlutschen?

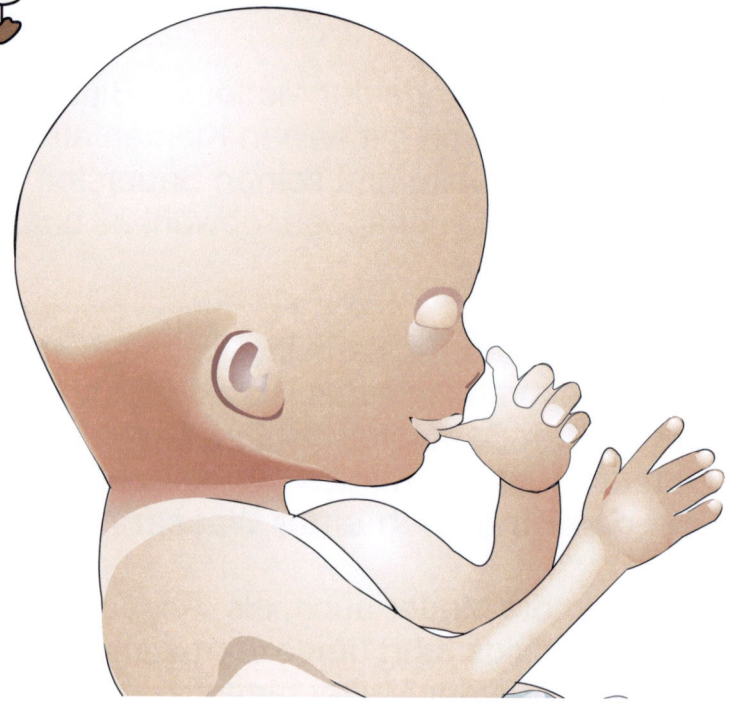

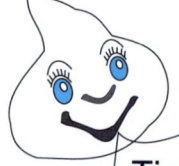

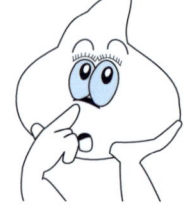

Tja, auch das Saugen will geübt sein. Schon ab dem 5. Monat wird täglich trainiert. Man will schließlich später seine Milch haben, ob von der Mutterbrust oder der Flasche mit Schnuller. Und Saugen ist gar nicht so einfach und erfordert Kraft!

Hi, hi, manche Kinder nuckeln noch mit 5 Jahren am Daumen oder Schnuller - aber nicht zum Training.

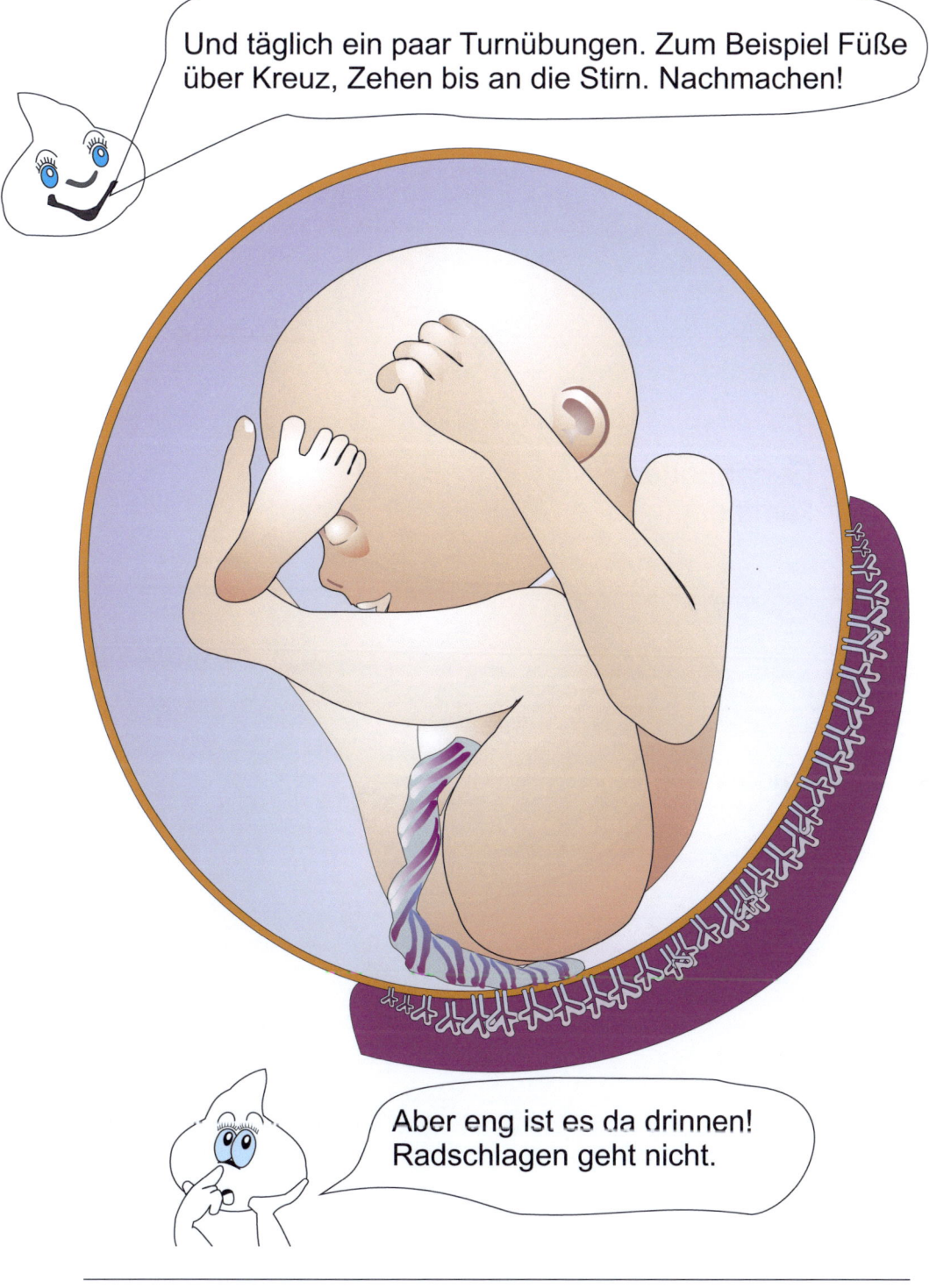

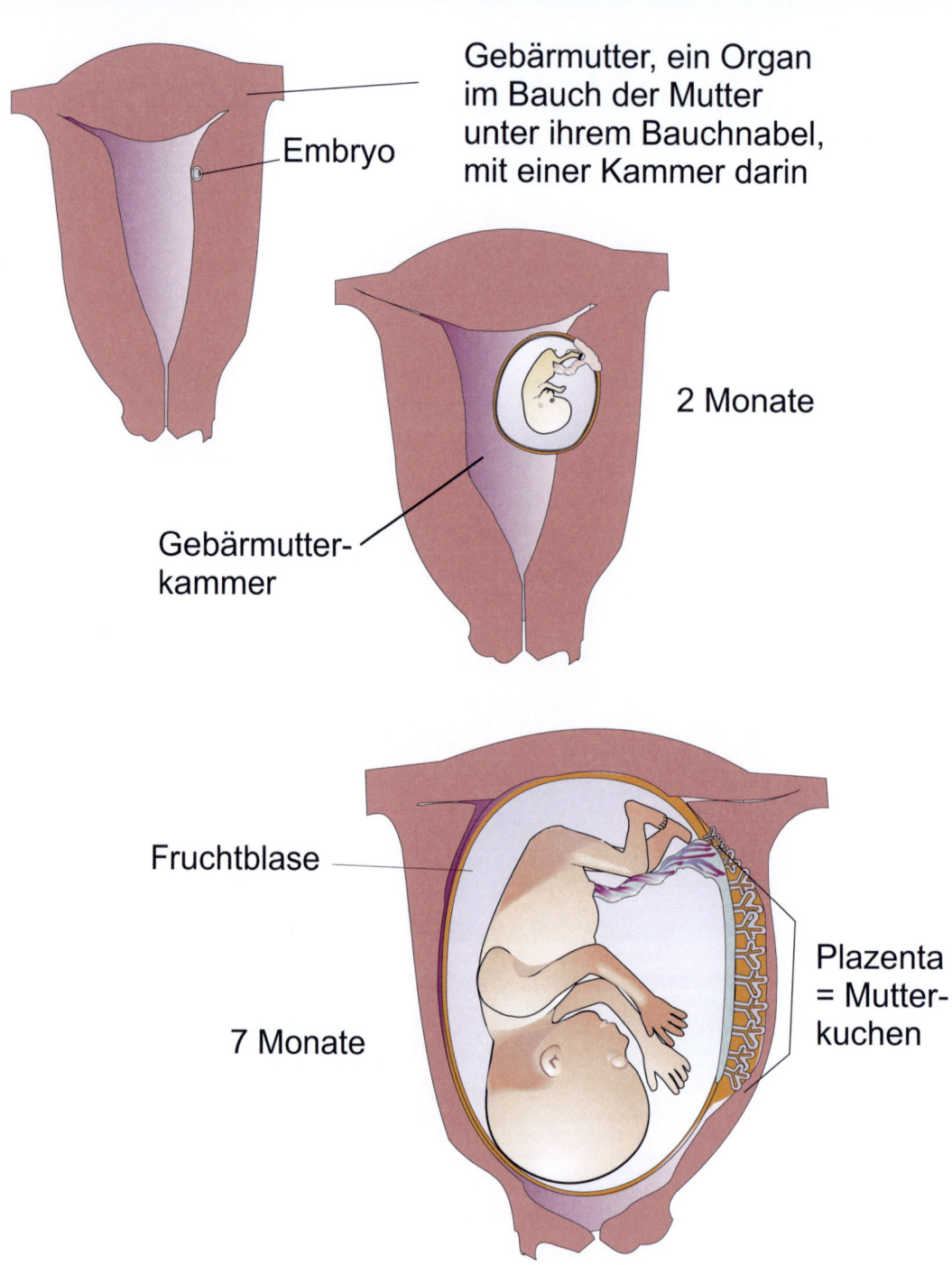

Gebärmutter, ein Organ
im Bauch der Mutter
unter ihrem Bauchnabel,
mit einer Kammer darin

Embryo

2 Monate

Gebärmutter-
kammer

Fruchtblase

Plazenta
= Mutter-
kuchen

7 Monate

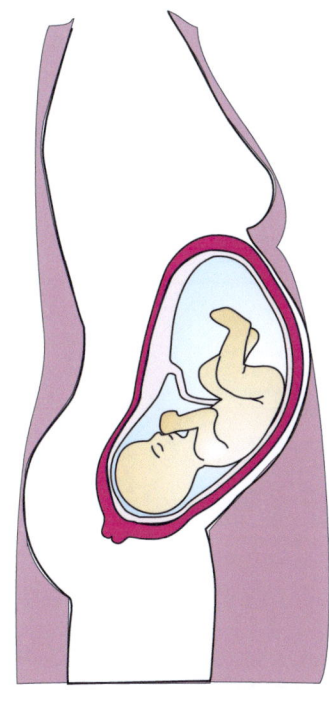

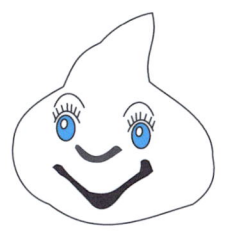

So liegt das Kind
im Bauch der Mutter,
meistens kopfunter.
Es strampelt und lutscht
am Daumen, wenn es
nicht gerade schläft.

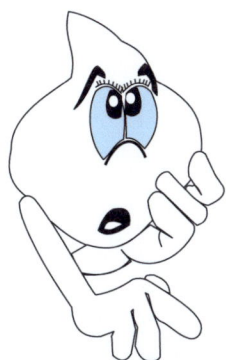

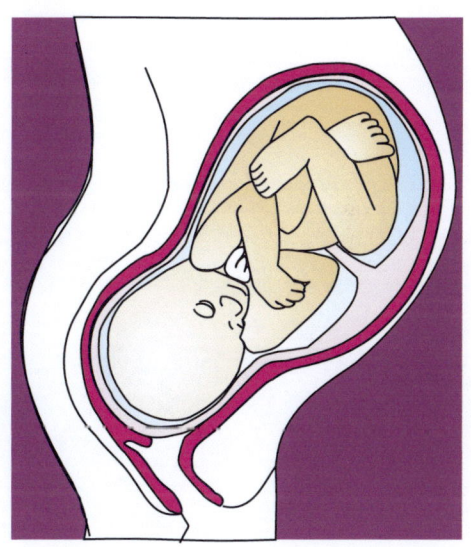

Oh je, der Platz ist zu eng
geworden.
Neun Monate sind auch rum:
Auf geht's!
Hinaus in die raue Welt!

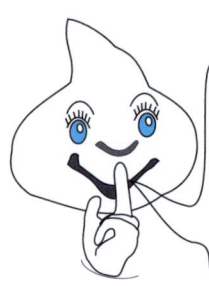

Pst!! Wir gucken am allerersten Geburtstag heimlich durchs Fenster, und mit unserem magischen Auge sehen wir sogar in den Bauch der Mutter.

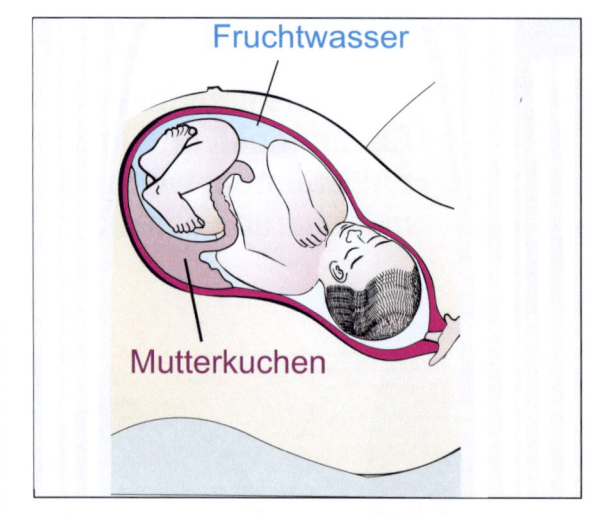

Fruchtwasser

Mutterkuchen

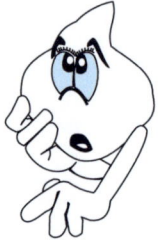

Da geht's aber arg eng zu.

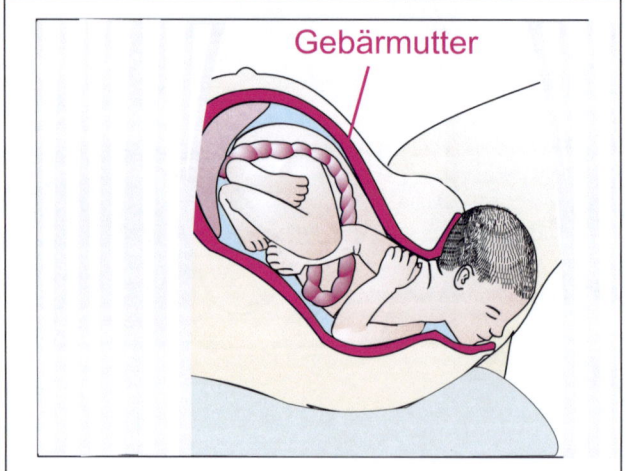

Gebärmutter

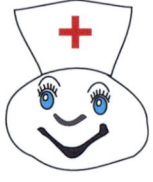

Da werde ich mal helfen!

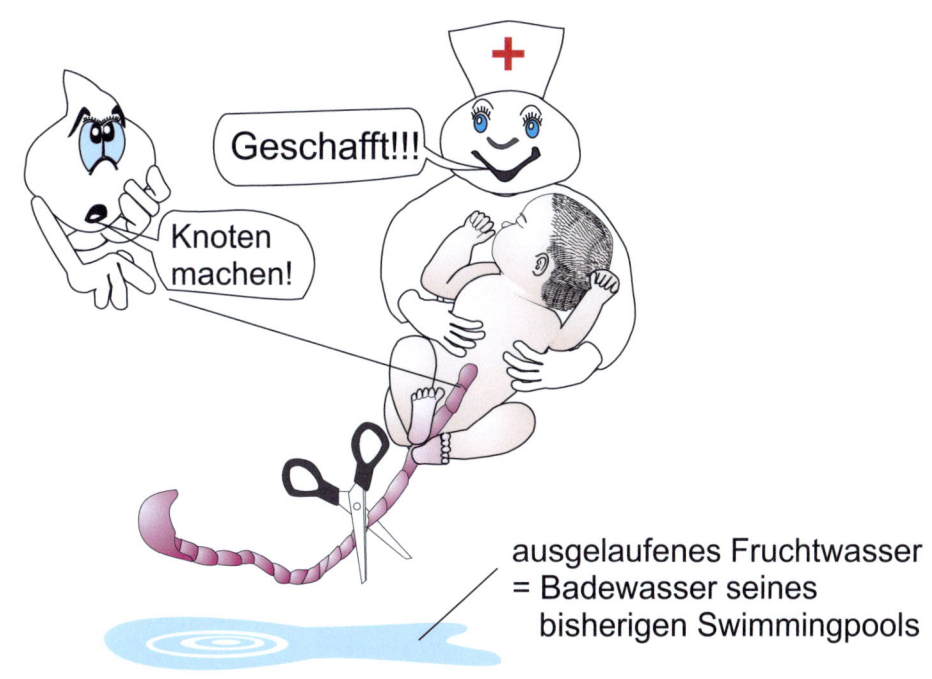

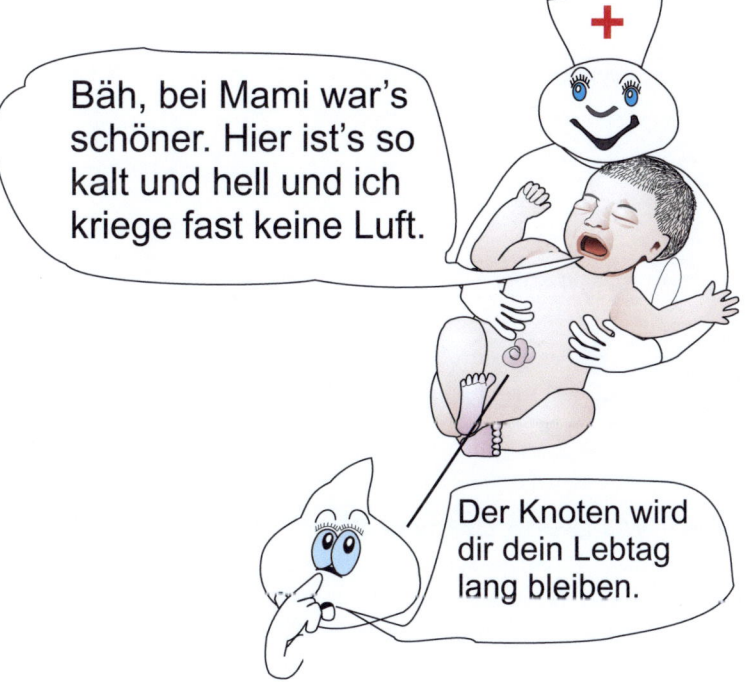

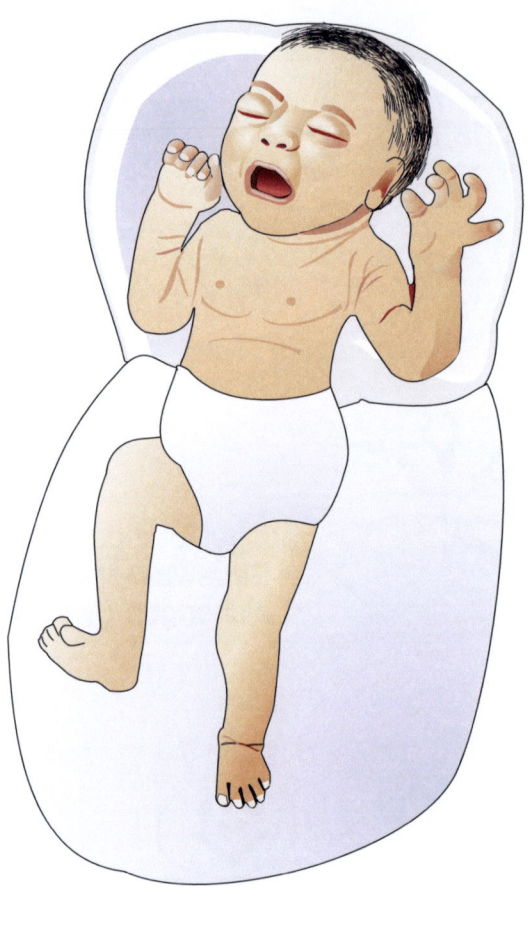

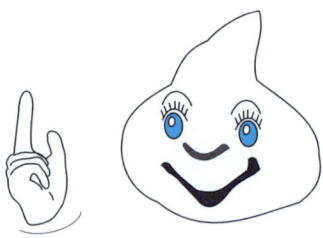

Hallo, wo bleibt die Milch?

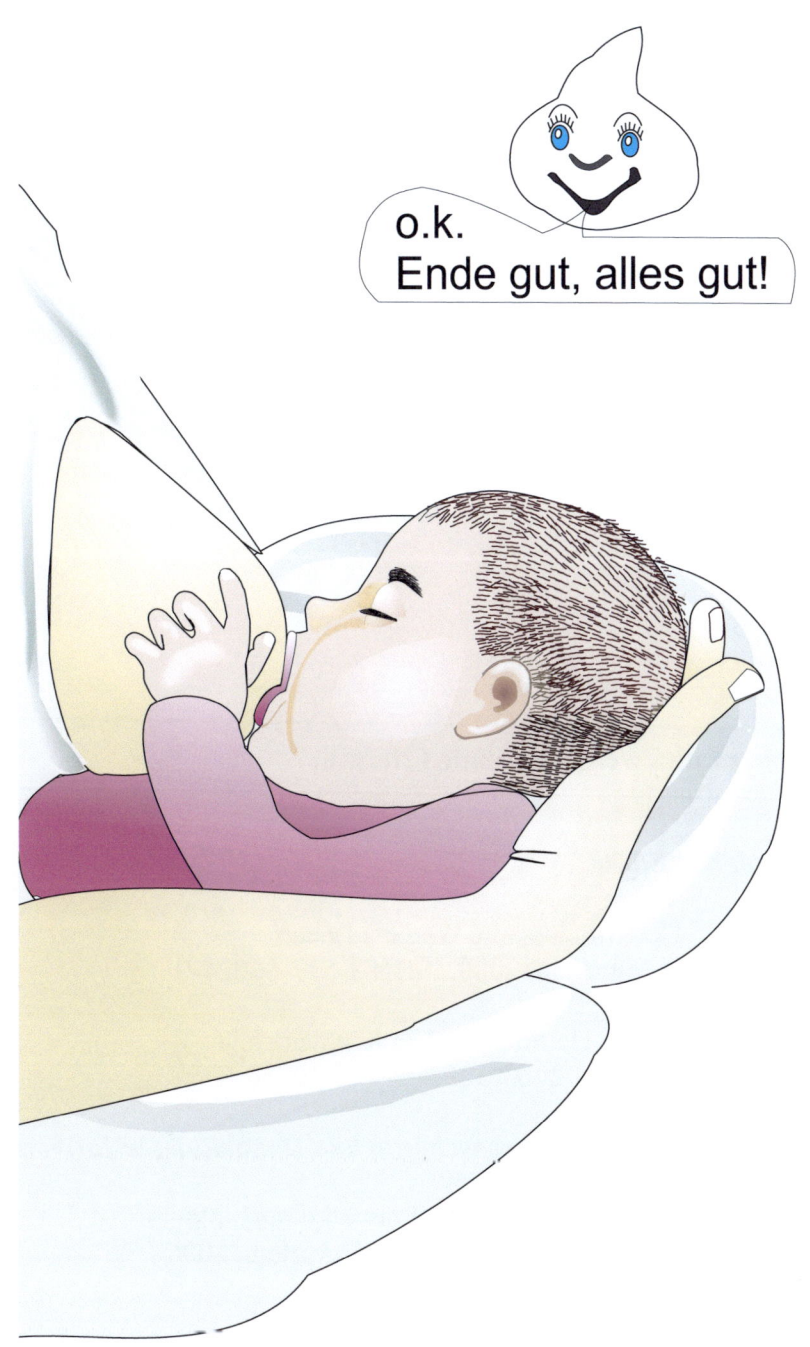

Referenzen und weiterführende Literatur

Für werdende Eltern

Rainer Jonas: Der wundersame Weg ins Leben
Südwest-Verlag München, 2000, ISBN 3-517-06024-0

Lennart Nilson, Lars Hamburger: Ein Kind entsteht
Mosaik bei Goldmann, 2003, ISBN 3-442-39050-8

Für Lehrkräfte und an wissenschaftlichen Darstellungen Interessierte:

Werner A. Müller, Monika Hassel: Entwicklungsbiologie
  Springer-Verlag Berlin, Heidelberg, 4. Auflage 2006
  ISBN-10: 3-540-24057-8
  ISBN-13: 978-3-540-24057-0